◎中等卫生职业教育规划教材配套教学用书◎

内科护理同步练习

NEIKE HULI
TONGBU LIANXI

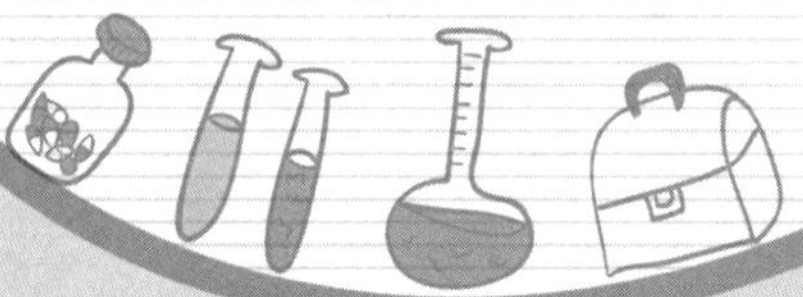

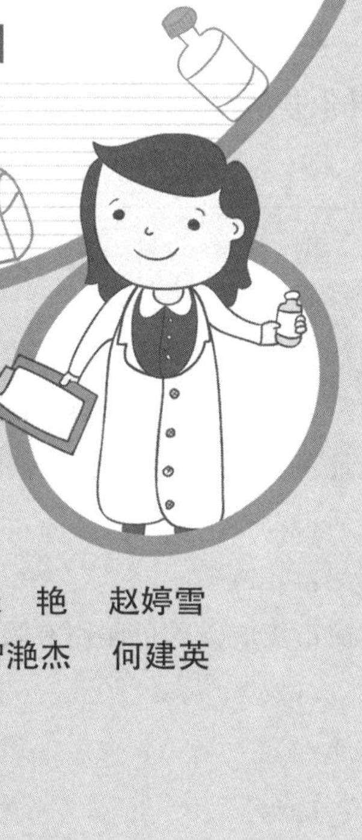

主　编◎甄小鹃

副主编◎吴文全

编　委◎罗思熊　张　艳　赵婷雪　叶　利　曾滟杰　何建英　任建元

西南大学出版社

国家一级出版社　全国百佳图书出版单位

图书在版编目(CIP)数据

内科护理同步练习 / 甄小鹏主编. — 重庆 ：西南师范大学出版社，2019.4
ISBN 978-7-5621-8190-3

Ⅰ. ①内… Ⅱ. ①甄… Ⅲ. ①内科学－护理学－资格考试－习题集 Ⅳ. ①R473.5－44

中国版本图书馆 CIP 数据核字(2016)第 196003 号

内科护理同步练习

甄小鹏 主 编

责任编辑：熊家艳
特约编辑：吴宗辉 董 艳
装帧设计：闰江文化
出版发行：西南大学出版社(原西南师范大学出版社)
地址：重庆市北碚区天生路 2 号
电话：023-68868624
邮编：400715
印 刷：重庆市正前方彩色印刷有限公司
幅面尺寸：185mm×260mm
印 张：16.5
字 数：342 千字
版 次：2019 年 4 月 第 1 版
印 次：2024 年 7 月 第 3 次印刷
书 号：ISBN 978-7-5621-8190-3

定 价：39.00 元

中等卫生职业教育规划教材配套教学用书

编 委 会

序

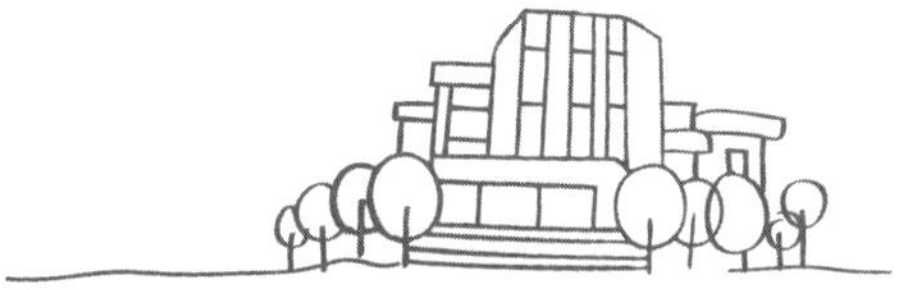

国家卫生健康委员会统计数据显示，截至 2015 年底，中国注册护士总数达到 324.1 万人，较 2010 年的 205 万人增加了 119.1 万人，增长幅度约为 58%，年均增速约为 11.6%，增幅和年均增速均为历史新高。在基层从事护理工作的护士从 2010 年的 46.7 万人增加到 2015 年的 64.6 万人。每千人口护士从 2010 年的 1.52 人提高到 2015 年的 2.36 人。

尽管如此，中国的医护比例也只有 1∶1.07，不仅远低于发达国家的水平，就离卫健委 1∶2 的要求也差距不小，尤其是从基层护理行业的整体情况来看，护理专业人才呈现出更大缺口。根据国家卫生健康委员会规划，到 2020 年，全国护士总数将达到 445 万人，较 2015 年将新增护士就业岗位 120.9 万个。每千人口护士将达到 3.14 人，在基层从事护理工作的护士将达到 100 万人。鉴于此，护理类专业已经被教育部、卫健委等列入国家紧缺型人才专业，予以重点扶持。

在此背景下，这套“中等卫生职业教育规划教材配套教学用书”应运而生。

丛书是由重庆市护士学校学科专家领衔，以中职学校护理专业教材为依据，在广泛调研的基础上，结合教学和临床实践，精心组织有关教师、学者编写而成。编写者具备丰富的教学和临床工作经验，对学生的学习能力、思维、习惯有深入的了解，在教学、临床实践和应试考试的有效结合方面做了有益的尝试，从而使丛书更能适应中职教育的需求。

丛书突出“以就业为导向，以能力为本位，以发展技能为核心”的职教理念，理论知识强调“必需、够用”的原则，符合中等卫生职业教育生源的特点和就业的需求，兼顾学历教育与职业认证、职业准入的关系。丛书内容翔实，要点突出，习题丰富，难易适度，可以帮助学生夯实基础知识、基本理论和基本技能，牢固树立整体护理理念，提高综合分析和解决问题能力，不失为一套切合学生实际，适应时代需求的中职护理类专业教学用书。

前言

FOREWORD

本书以国家规划教材教学大纲及国家护士执业资格考试大纲要求为主要编写依据，以帮助学生熟悉和掌握专业知识，提高护理人员能力和素质为主要目的，检验学生对护士执业资格考试知识点的掌握程度。

为了帮助学生巩固所学知识，扎实掌握临床内科常见病、多发病的治疗及护理措施，重庆市护士学校携手重庆工商学校、重庆渝东卫生学校，组织多名经验丰富的内科护理学教师，紧密围绕国家护士执业资格考试和临床工作需求，精心编写了这本密切配合教材的《内科护理同步练习》。

本书按照教材内容顺序，主要以系统分章，每章内容设置了“学习目标”“知识提要”“习题”和“参考答案”四个板块。“学习目标”包括识记、理解和应用三方面的内容。“知识提要”是以护士执业资格考试大纲要求为参照，将教材中的重点内容予以归纳总结。“习题”题型包括选择题、填空题、名词解释、简答题、病例分析题五类。值得一提的是，由于护士执业资格考试的考试对象不仅包括中等职业学校护理专业学生，还包括专科和本科护理专业学生，因此，在编写本书时，我们还参考了部分专科和本科护理教材内容，以扩充学生的知识量。

本书的特色在于题型设计紧密结合大纲的要求和变化，并根据中等职业学校护理专业学生的学习特点编写，内容实用性强。学生在学习教材的基础上，通过同步练习题进行自测与自评，及时检测课堂学习效果。教师也可根据练习情况对学生普遍存在的薄弱知识进行强化讲解，及时调整教学方法和进度，更好地保证教学效果。

本书的习题设置，尤其强调学与练的紧密结合，使学生能更好地适应护士执业资格考试和临床工作需要。

本书的第一章内容由吴文全老师编写，第二章内容由甄小鹃老师编写，第三章内容由甄小鹃老师和叶利老师编写，第四章内容由罗思熊老师编写，第五章内容由罗思熊老师和任建元老师编写，第六章内容由张艳老师编写，第七章内容由张艳老师和何建英老师编写，第八章内容由赵婷雪老师编写，第九章和第十章内容由赵婷雪老师和曾滟杰老师编写。

感谢学校领导在本书编写过程中给予的大力支持！感谢行业专家给予的指导和帮助！

由于编写者的水平有限，错漏之处敬请各位同行和广大读者指正。

目录

CONTENTS

第一章 绪论

学习目标

识记

能描述内科护理的工作任务。

理解

能叙述内科护理课程的内容和范畴。

应用

能运用内科护理课程的学习方法与要求来学习本课程。

知识提要

1. 内科护理课程主要涵盖呼吸系统、循环系统、消化系统、泌尿系统、血液系统、内分泌与代谢性疾病，风湿性疾病，神经系统疾病以及传染病病人的护理。
2. 内科护理的工作任务包括直接护理病人、协助医生执行诊疗计划、对病人和病人家属进行健康教育和指导、联络与病人有关的医疗活动等。
3. 在内科护理课程的学习过程中，应学会以整体评估的思维模式确认病人的健康问题与护理需求，以内科护理岗位的工作任务为引领，通过自主学习、合作学习和教师引导学习等形式，逐步培养岗位的胜任力。

习题

简答题

内科护理人员主要有哪些工作任务？

参考答案

简答题

①护理病人:直接护理病人是护士的基本工作职责。②协助诊疗:根据医嘱并协助医生执行病人的诊疗计划,准确及时地采集检验标本,参与重病抢救并记录等。③健康指导:对病人和病人家属进行健康教育和康复指导。④沟通协调:联络与病人有关的一切医疗活动等。

(吴文全)

第二章 呼吸系统疾病病人的护理

学习目标

识记

1. 列举呼吸系统疾病病人常见症状体征的护理措施。
2. 描述急性呼吸道感染病人的护理措施。
3. 复述支气管哮喘病人的护理评估和护理措施。
4. 描述慢性支气管炎和慢性阻塞性肺疾病病人的护理措施。
5. 复述慢性肺源性心脏病病人的护理评估和护理措施。
6. 描述支气管扩张症病人的护理措施。
7. 列举肺炎的临床表现。
8. 列举肺结核病人的护理措施。

理解

1. 归纳抗结核药物的不良反应。
2. 叙述肺源性心脏病病人氧疗特点。
3. 归纳呼吸衰竭的诊断标准。
4. 区别慢性支气管炎与慢性阻塞性肺疾病临床表现的异同点。

应用

1. 运用所学知识对咯血窒息病人进行抢救。
2. 能阐述缩唇呼吸和腹式呼吸锻炼的方法。
3. 运用所学知识指导肺结核病人做好消毒隔离工作。
4. 能阐述指导病人有效咳嗽的方法。
5. 运用所学知识对支气管哮喘病人进行健康教育。

第一节 呼吸系统疾病病人常见症状体征的护理

知识提要

1. 呼吸道以环状软骨为界分为上下两部分。环状软骨在声带下方，是喉梗阻时进行环甲膜穿刺的部位。
2. 右主支气管较左主支气管粗、短而陡直，因此异物或吸入性病变（如肺脓肿）多发生在右侧，气管插管过深时也易误入右主支气管。
3. 肺循环具有低压、低阻的特点。
4. 突然发作的咳嗽，多见于刺激性气体所致的急性上呼吸道炎症及气管、支气管异物。
5. 金属音的咳嗽，见于支气管管腔狭窄或受压的情况；咳嗽声音嘶哑，见于喉炎、喉癌等；犬吠样咳嗽，见于喉部疾病或气管受压。
6. 铁锈色痰见于肺炎链球菌肺炎；粉红色泡沫样痰见于急性肺水肿；恶臭痰提示肺部厌氧菌感染；草绿色痰见于绿脓杆菌感染。
7. 轻度咳痰小于 10 mL/d；中度咳痰为 10～150 mL/d；重度咳痰大于 150 mL/d。
8. 吸气性呼吸困难的特点是吸气显著费力，重者有“三凹征”。常见病因有喉、气管、大支气管管腔狭窄或不全性阻塞。
9. 呼气性呼吸困难的特点是呼气费力，呼气时间延长，常伴有哮鸣音。常见病因有肺泡弹性减弱、小支气管痉挛或狭窄。
10. 混合性呼吸困难常见病因为广泛肺部病变或肺组织受压，呼吸面积减少，导致换气功能障碍。
11. 咯血量较大者常选用垂体后叶素止血，但高血压和妊娠者等禁用。

习题

一、选择题

1. 带有金属音的咳嗽应警惕（　　）。

A. 喉炎　　B. 肺癌　　C. 肺结核　　D. 肺炎　　E. 肺脓肿

2. 大咯血病人一旦发生窒息，首要抢救措施是(　　)。

A. 立即气管插管　　B. 取患侧卧位　　C. 立即抽吸血块
D. 立即应用呼吸兴奋剂　　E. 加压给氧

3. 下列哪项最有助于判定胸膜炎引起的胸痛？(　　)

A. 针刺样痛　　B. 伴有明显呼吸困难　　C. 深呼吸时疼痛加剧
D. 伴有咳嗽　　E. 疼痛位于侧胸部

4. 下列有关促进排痰的护理措施错误的是(　　)。

A. 指导昏迷病人有效咳嗽　　B. 对排痰无力病人进行胸部叩击
C. 对痰液黏稠的病人进行湿化气道　　D. 痰量较多、呼吸功能较好者给予体位引流
E. 昏迷病人予以机械吸痰

5. 痰液有恶臭味，应考虑感染的病原菌是(　　)。

A. 肺炎链球菌　　B. 铜绿假单胞菌　　C. 厌氧菌
D. 真菌　　E. 结核分枝杆菌

6. 吸气性呼吸困难多见于(　　)。

A. 支气管哮喘　　B. 慢性阻塞性肺疾病　　C. 气胸
D. 气管异物　　E. 重症肺炎

7. 小气道是指细支气管直径小于(　　)。

A. 1 mm　　B. 2 mm　　C. 3 mm
D. 4 mm　　E. 5 mm

8. 急性左心衰竭的痰液性状为(　　)。

A. 果酱样痰　　B. 粉红色泡沫样痰　　C. 黄色黏痰
D. 红褐色或巧克力色痰　　E. 红棕色黏痰

二、填空题

1. 呼吸系统疾病具有共性的五大症状为______、______、______、______和______。
2. 大量咯血为 1 次咯血量大于______mL 或 24 h 内咯血量大于______mL。
3. “三凹征”指的是______、______和______在吸气时明显下陷。
4. 上呼吸道包括______、______和______。

三、名词解释

肺源性呼吸困难

四、简答题

1. 简述如何指导病人有效咳嗽。
2. 病人出现咯血窒息，护士应如何配合抢救？

参考答案

一、选择题

1.B　2.C　3.C　4.A　5.C　6.D　7.B　8.B

二、填空题

1. 咳嗽　咳痰　咯血　肺源性呼吸困难　胸痛

2. 300　500

3. 锁骨上窝　胸骨上窝　肋间隙

4. 鼻　咽　喉

三、名词解释

是由于呼吸系统疾病引起通气和(或)换气功能障碍,造成缺氧和(或)二氧化碳潴留所致。

四、简答题

1. 指导患者先行深而慢呼吸 5～6 次,然后深吸气,主膈肌完全下降,屏气 3～5 s,身体前倾,从胸腔进行 2～3 次短促而有力的咳嗽,咳嗽同时收缩腹肌,或用手按压上腹部。

2. ①立即吸出口腔、咽喉部积血和血块,体位引流,置病人于头低足高侧位或俯卧位,健肺在上,轻拍患者背部,促使肺管内淤血排出。②解除气道堵塞的同时给予高流量吸氧,必要时给予人工呼吸机辅助呼吸,直至窒息解除,然后短时间给氧至病人病情稳定,或无心肺功能障碍。③窒息采用体位引流无效时,可行气管插管或气管切开,并协助医生吸出堵塞在气管内的血块,保持呼吸道通畅。④窒息解除后,仍应密切观察病情,防止再次大咯血,并注意保持安静,保证病人休息。⑤遵医嘱进行止血和预防感染治疗。

第二节 急性呼吸道感染病人的护理

知识提要

1. 急性上呼吸道感染70%～80%是由病毒引起。
2. 急性气管-支气管炎：病毒感染是最主要的病因。
3. 患者应注意呼吸道隔离，多饮水，当体温超过39 ℃时需进行物理降温。

习题

选择题

1. 引起急性上呼吸道感染的病原体临床上最常见的是(　　)。
   A. 细菌　　B. 病毒　　C. 衣原体
   D. 支原体　　E. 立克次体
2. 小儿上呼吸道感染中的疱疹性咽峡炎的病原体是(　　)。
   A. 腺病毒　　B. 流感病毒　　C. 葡萄球菌
   D. 柯萨奇病毒　　E. 溶血性链球菌
3. 患者，女性，27岁，淋雨后打喷嚏，咳嗽，鼻塞，流涕，开始为清水样，3 d后变黏稠。伴有咽痛、轻度畏寒、头痛，该患者最可能的诊断是(　　)。
   A. 普通感冒　　B. 病毒性咽炎　　C. 病毒性支气管炎
   D. 急性支气管炎　　E. 急性肺炎

参考答案

选择题

1. B　2. D　3. A

第三节　支气管哮喘病人的护理

知识提要

1. 典型表现是反复发作的呼气性呼吸困难，在夜间及凌晨发作或加重。
2. 发作时胸部呈过度充气状态，双肺可闻及广泛的哮鸣音，呼气音延长。严重者可出现心率加快、奇脉、胸腹反常运动和发绀。但在轻度哮喘或非常严重的哮喘发作时，哮鸣音可不出现，后者称之为寂静胸。
3. 脱离变应原接触是防治哮喘发作最有效的方法。
4. β_2 受体激动剂是控制哮喘急性发作症状的首选药物；肾上腺皮质激素是当前治疗哮喘最有效的药物；色苷酸钠对预防运动或变应原诱发的哮喘最为有效。
5. 吸入激素类药物的主要副作用为口、咽部真菌感染，声音嘶哑和骨质疏松等，应指导病人吸入后立即漱口、洗脸。

习题

一、选择题

1. 下列哪项不是哮喘发作的诱因？（　　）
   A. 情绪紧张　　B. 剧烈运动　　C. 呼吸道感染
   D. 环境温度变化　　E. 液体潴留
2. 护理重症哮喘病人下列哪项措施不正确？（　　）
   A. 按摩背部可使病人感觉通气舒畅　　B. 病室要维持一定的湿度
   C. 持续低流量吸氧　　D. 限制液体摄入　　E. 禁使用吗啡
3. 支气管哮喘最主要的激发因素是（　　）。
   A. 变应原吸入　　B. 感染　　C. 食物
   D. 气候变化　　E. 剧烈运动
4. 为了预防哮喘的发作，护士可指导患者服用（　　）。
   A. 泼尼松　　B. 茶碱类　　C. 色苷酸钠
   D. 阿托品　　E. 倍氯米松气雾剂

5. 支气管哮喘的主要临床表现是(　　)。
A. 吸气性呼吸困难伴“三凹征”　B. 发作性吸气性呼吸困难伴窒息感
C. 带哮鸣音的发作性呼气性呼吸困难　D. 带哮鸣音的混合性呼吸困难
E. 咳嗽
6. 发作性呼气性呼吸困难常见于(　　)。
A. 支气管异物　B. 支气管癌　C. 支气管哮喘
D. 肺不张　E. 胸膜粘连
7. 支气管哮喘发作时的典型表现是(　　)。
A. 肺组织弹性降低　B. 肺部叩诊过清音　C. 支气管平滑肌痉挛
D. 呼气性呼吸困难伴哮鸣音　E. 吸气性呼吸困难伴哮鸣音
8. 哮喘急性发作常见的诱因是(　　)。
A. 花粉　B. 天气变化　C. 感染
D. 阿司匹林　E. 剧烈运动
9. 患者,女性,46 岁,有哮喘 15 年,近年来每当给爱犬洗澡后出现咳嗽,咳痰伴喘息,护士为其诊断时应指出最可能的变应原是(　　)。
A. 花粉　B. 尘螨　C. 动物的毛屑
D. 病毒感染　E. 精神因素
10. 某病人哮喘发作咳黏液痰表明需要(　　)。
A. 呼吸锻炼　B. 补充液体　C. 高蛋白质饮食
D. 吸氧　E. 加强口腔护理
11. 患者,男性,22 岁,多次在郊外春游时出现胸闷窒息感,呼气性呼吸困难,两肺可闻哮鸣音,回家休息后好转,最可能的诊断是(　　)。
A. 气管异物　B. 支气管扩张症　C. 支气管哮喘
D. 喘息性支气管炎　E. 肺气肿

二、填空题

1. 吸入止喘气雾剂前先______气,吸入药物后应屏气______,以使药物能在较远的气道沉降。
2. 防治哮喘最有效的方法是________________。

三、名词解释

支气管哮喘

四、简答题

患者,女性,18 岁,诊断患支气管哮喘 1 年,目前处于缓解期。为预防急性发作,护士应做哪些方面的健康教育?

五、病例分析题

患者，女性，17 岁，某日上午先感到鼻、咽发痒，打喷嚏和流清涕，随之胸闷咳嗽，咳白色黏液痰和出现呼吸困难，自用喷雾吸入未见好转，延续至夜晚且不能平卧。次日上午气急加剧，张口呼吸伴有喘鸣、大汗淋漓，来院急诊。病人既往无此持续发作现象。护理体检：体温 37.2 ℃，脉搏 120 次/分，呼吸频率 28 次/分，血压 150/90 mmHg，急性病容，端坐呼吸，口唇发绀，胸廓稍饱满，叩诊过清音，两肺满布哮鸣音，余无特殊。辅助检查结果：血白细胞计数 7.8×10^9/L，其中中性粒细胞为 70%，淋巴细胞为 22%，嗜酸性粒细胞为 8%，X 射线透视见两肺纹理粗乱。

（1）根据上述情况，做出病情判断且说明依据。

（2）目前应给予哪些护理措施？

参考答案

一、选择题

1.E 2.D 3.A 4.C 5.C 6.C 7.D 8.A 9.C 10.B 11.C

二、填空题

1. 呼 10 s
2. 脱离变应原接触

三、名词解释

是由多种细胞和细胞组分参与的气道慢性炎症性疾病。这种慢性炎症导致气道反应性增加和广泛多变的可逆性气流受限，并引起反复发作性喘息、气急、胸闷和(或)咳嗽等症状，常在夜间和(或)清晨发作或加剧，多数病人可自行缓解或经治疗缓解。

四、简答题

①教育患者积极防治麻疹、百日咳、支气管肺炎、肺结核等急、慢性呼吸道感染，并注意防止异物吸入气管等，这对预防支气管哮喘的发生具有重要意义。②应使病人对支气管哮喘的症状、发生、发展、治疗、预后等有所了解。③加强体育锻炼，增加营养，增强体质和机体免疫力，减少急性发作。

五、病例分析题

(1)病人少年，发病前有先兆症状，随即出现呼吸困难，且发作逐渐加重，持续 24 h 以上，有缺氧表现，两肺满布哮鸣音，嗜酸性粒细胞增多，胸部 X 射线透视见两肺纹理粗乱，若用一般支气管舒张药物治疗无效，可考虑为重症哮喘。

(2)①专人护理消除病人紧张恐惧心理；使其伏于床上小桌，力求舒适，减少疲惫；出汗较多，应劝饮水并及时擦干汗液，注意保暖；严密观察病情和血气分析动态变化。②如病人缺氧伴有二氧化碳潴留，应给予低流量持续吸氧。③保持气道通畅，若痰黏稠不易咳出，在补液的同时，加用药物雾化吸入，湿化呼吸道，同时辅以叩背，促进排痰。④协助药物治疗；补液和纠正酸中毒；迅速解痉止喘；抗感染；必要时应用糖皮质激素。一般经上述治疗后，哮喘可减轻或缓解。若仍有极度呼吸困难、明显发绀、心动过速，提示病情严重，或者两肺哮鸣音突然减少或消失，而呼吸困难加重，则提示有痰液阻塞细支气管或并发自发性气胸等，应立即报告医生进行处理。

第四节　慢性支气管炎和慢性阻塞性肺疾病病人的护理

知识提要

1. 吸烟为重要发病因素；α-抗胰蛋白酶缺乏与肺气肿发生有密切的关系。
2. 临床以慢性咳嗽、咳痰、喘息及反复发生感染为特征。体位变动或清晨起床时痰量较多，痰以白色黏液或浆液性泡沫状为主。
3. 进行性加重的呼吸困难是阻塞性肺气肿的标志性症状。
4. 肺气肿典型的体征为桶状胸。
5. 肺功能检查是判断气流受限的主要客观指标。
6. 对老年人、体弱及痰多者，不能用可待因等强镇咳药。
7. 家庭氧疗时，一般低流量 1～2 L/min，吸氧时间小于 15 h/d，睡眠时间不可间断。
8. 缩唇呼吸可提高支气管内压，防止呼气时小气道过早陷闭，以利于肺泡气体排出。
9. 腹式呼吸时，呼与吸时间比为 2∶1 或 3∶1，每日 2 次，每次 10～15 min；可使呼吸阻力减低，肺泡通气量增加，提高呼吸效率。

习题

一、选择题

1. 慢性支气管炎最突出的症状是（　　）。

A. 喘息　　B. 咯血　　C. 呼吸困难　　D. 咳脓性痰　　E. 长期反复咳嗽、咳痰

2. 慢性支气管炎最常见的并发症是（　　）。

A. 肺炎　　B. 肺癌　　C. 肺结核　　D. 呼吸衰竭　　E. 阻塞性肺气肿

3. 最能提示慢性支气管炎并发阻塞性肺气肿的临床表现是（　　）。

A. 胸痛加重　　B. 烦躁不安加重　　C. 咳嗽、咳痰加重
D. 呼吸困难逐渐加重　　E. 厌食、恶心呕吐加重

4. 下列关于慢性支气管炎伴阻塞性肺气肿的氧疗错误的是（　　）。

A. 低流量给氧
B. 氧浓度控制在 40%～45%

C. PaO_2 维持在 60 mmHg 左右

D. 家庭氧疗每日给氧时间应达到 15 h

E. 缓解期患者 PaO_2<55 mmHg 时需要长期家庭氧疗

5. 慢性阻塞性肺疾病患者出现下列哪种表现提示肺性脑病？(　　)

A. 呼吸浅快　B. 神经精神症状　C. 尿少

D. 呼吸浅慢　E. 心率加快，血压下降

6. 慢性阻塞性肺气肿常继发于(　　)。

A. 支气管哮喘　B. 肺源性心脏病　C. 慢性支气管炎

D. 原发性支气管肺癌　E. 慢性纤维空洞性肺结核

7. 下列最适用于慢性阻塞性肺气肿患者缓解期的措施是(　　)。

A. 口服抗生素预防感染　B. 应用止喘药　C. 间断吸氧

D. 增强体质和进行缩唇呼吸与腹式呼吸　E. 使用支气管扩张剂

8. 患者进行腹式呼吸锻炼时，下列动作应予以纠正的是(　　)。

A. 吸气时腹部尽力挺出　B. 呼气时腹部尽力收缩　C. 深吸快呼

D. 鼻吸口呼　E. 深吸慢呼

9. 对阻塞性肺气肿最具诊断价值的是(　　)。

A. 慢性反复的咳、痰、喘病史　B. 典型肺气肿体征

C. 血气分析　D. 胸部 X 射线检查　E. 肺功能测定

10. 慢性阻塞性肺疾病患者测定肺功能不出现下列哪项结果？(　　)

A. 肺活量增加　B. 肺总量增加　C. 最大通气量减少

D. 残气量增加　E. 残气量/肺总量增加

11. 下列对年老、体弱者患慢性阻塞性肺疾病的治疗中不恰当的是(　　)。

A. 急性发作期以抗感染治疗为主

B. 痰液黏稠时可雾化吸入

C. 剧烈咳嗽时可用强镇咳剂缓解病人的痛苦

D. 病情缓解后可做腹式呼吸及缩唇呼吸训练

E. 应给予高蛋白质、高维生素饮食

12. 某慢性阻塞性肺气肿病人，剧烈咳嗽后突然出现右侧剧烈胸痛，呼吸困难加重，右胸叩诊鼓音，应考虑的并发症为(　　)。

A. 慢性肺源性心脏病　B. 肺炎　C. 自发性气胸

D. 肺不张　E. 胸膜炎

13. 慢性支气管炎、阻塞性肺气肿患者，三天来咳嗽气促加重，皮肤潮红，球结膜水肿，根据病情应给(　　)。

A. 高流量持续给氧　B. 高流量间歇给氧　C. 低流量持续给氧

D. 低流量间歇给氧　E. 面罩加压给氧

14. 患者，女性，75 岁，患慢性阻塞性肺气肿 10 多年，加重 5 d 入院。现出现白天昏睡，夜间兴奋、头痛、谵妄、躁动。早上护士发现其神志淡漠，患者可能是(　　)。
A. 呼吸性酸中毒　B. 痰液堵塞　C. 心功能衰竭
D. 肺性脑病先兆　E. 脑疝先兆
15. 患者，女性，70 岁，患慢性阻塞性肺气肿 10 年，今晨患者用力排便后突然出现左侧剧烈胸痛，呼吸困难加重，左胸叩诊鼓音，应考虑的并发症为(　　)。
A. 慢性肺源性心脏病　B. 肺炎　C. 自发性气胸
D. 肺不张　E. 胸膜炎
16. 患者，女性，67 岁，患慢性支气管炎 5 年，近日感冒后病情加重，夜间咳嗽频繁，痰量多。查体：神志清，口唇轻度发绀，双肺呼吸音低，动脉血气分析 PaO_2 85 mmHg，$PaCO_2$ 45 mmHg，经治疗后病情缓解，下列护士对其进行的健康教育中，不妥的是(　　)。
A. 做腹式呼吸，加强膈肌运动
B. 避免吸入有害气体
C. 保持室内清洁无尘
D. 长期家庭氧疗
E. 做定量行走锻炼，改善肺功能
17. 患者，68 岁，慢性咳、痰、喘 10 多年，因加重 1 周入院，初诊为慢性支气管炎、慢性阻塞性肺气肿，为缓解呼吸困难，给予鼻导管持续吸氧，氧流量应为(　　)。
A. 1～2 L/s　B. 2～3 L/s　C. 1～2 L/min
D. 2～3 L/min　E. 5～6 L/min

二、填空题

1. 慢性支气管炎的主要临床特点包括______、______、______。
2. 慢性支气管炎按病情进展分三期，分别为______、______、______。
3. 因气道阻塞导致低氧血症和二氧化碳潴留的病人，多给予鼻导管吸氧，其氧流量为________，每天吸氧时间不少于______，特别是在________时不可间断。
4. 慢性支气管炎急性发作期的治疗以______、______、______、______为主。
5. 慢性阻塞性肺疾病的标志性症状是______________。

三、名词解释

1. 慢性阻塞性肺疾病
2. 慢性支气管炎

四、简答题

1. 简述缩唇呼吸锻炼的方法。
2. 简述阻塞性肺气肿伴有低氧血症和二氧化碳潴留病人持续低流量吸氧的原因。

五、病例分析题

患者，女性，50 岁，既往有慢性支气管炎病史。2 d 前出现咳嗽、咳痰症状，咳出白色黏痰，同时觉胸闷不适，伴喘息发作，自觉上楼时呼吸困难更加明显。无畏寒发热，无声音嘶哑。体型极瘦，呈舟状腹。查体：体温 37 ℃，脉搏 66 次/分，呼吸频率 22 次/分，血压 110/80 mmHg，患者精神极差，睡眠差，食欲下降。

(1)针对上述病例列出主要护理问题。

(2)提出首优的护理问题。

(3)针对首优的护理问题，提出 4 条主要护理措施。

参考答案

一、选择题

1.E 2.E 3.D 4.B 5.B 6.C 7.D 8.C 9.E 10.A 11.C 12.C
13.C 14.D 15.C 16.D 17.C

二、填空题

1. 咳嗽 咳痰 喘息
2. 急性发作期 慢性迁延期 临床缓解期
3. 1～2 L/min 15 h 睡眠
4. 控制感染 镇咳 祛痰平喘 维持呼吸道通畅
5. 进行性加重的呼吸困难

三、名词解释

1. 是一种具有气流受限特征的疾病，气流受限不完全可逆，是进行性发展，不导致慢性肺源性心脏病、慢性呼吸衰竭等严重临床过程。
2. 是指气管、支气管黏膜及周围组织的慢性非特异性炎症。临床以慢性咳嗽、咳痰为主要症状，或有喘息，每年发病持续 3 个月，并连续 2 年或 2 年以上，排除具有咳嗽、咳痰、喘息症状的其他疾病。

四、简答题

1. 缩唇呼吸的方法是指用鼻吸气用口呼气，呼气时口唇缩拢似吹口哨状，持续缓慢呼气，同时收缩腹部。吸与呼时间之比为 1∶2 或 1∶3。缩唇大小与呼气流量，以能使距口唇 15～20 cm 处，与口唇等高的蜡烛火焰随气流倾斜又不至于熄灭为宜。
2. 病人的呼吸中枢对二氧化碳刺激敏感性降低，甚至处于抑制状态。呼吸中枢的兴奋主要依靠缺氧对外周化学感受器的刺激作用，当吸入氧浓度过高时，随缺氧的短暂改善，对中枢的兴奋作用得到解除，结果使呼吸受到抑制，二氧化碳潴留加剧，甚至诱发肺性脑病。

五、病例分析题

(1)①气体交换受损：与气道阻塞和呼吸面积减少有关。②清理呼吸道无效：与分泌物黏稠和无力咳嗽有关。③营养失调：低于机体需要量，与患者食欲低下有关。④活动无耐力：与缺氧有关。

(2)气体交换受损：与气道阻塞和呼吸面积减少有关。

(3)①为病人采取舒适体位，室内保持合适的温、湿度，冬季注意保暖，防止冷空气吸入。②观察咳嗽咳痰、呼吸困难的程度，监测动脉血气分析和水、电解质平衡，酸碱平衡情况。③遵医嘱予以氧疗，一般给予鼻导管吸氧，氧流量 1～2 L/min，提倡每天吸氧时间在 15 h 以上的长期家庭氧疗，注意观察氧疗有效的指标。④指导病人进行呼吸功能锻炼。

第五节 慢性肺源性心脏病病人的护理

知识提要

1. 绝大多数是由慢性阻塞性肺疾病引起的。缺氧、高碳酸血症和呼吸性酸中毒导致肺血管收缩、痉挛，形成肺动脉高压，加重右心室负荷，发展为慢性肺源性心脏病。
2. 肺性脑病是肺源性心脏病病人死亡的首要原因，主要表现为头痛、白天嗜睡、晚上兴奋、神志恍惚、谵妄、躁动、抽搐、生理反射迟钝等。
3. 心力衰竭以右心衰竭为主。
4. 通常采取低浓度、低流量持续给氧治疗，流量 1～2 L/min。
5. 治疗以治肺为主，治心为辅为原则。控制感染是急性加重期治疗的关键。
6. 控制心力衰竭常用利尿剂，以缓慢、小量、间歇为原则，以免大量利尿后引起血液浓缩、痰液黏稠，加重气道阻塞。
7. 缺氧可降低洋地黄类药物的耐受性，容易中毒，故洋地黄类药物使用以快速、小量为原则。
8. 切勿随意使用安眠药、镇静剂，以免诱发和加重肺性脑病。

习题

一、选择题

1. 慢性肺源性心脏病最常见的原发病是(　　)。

A. 慢性支气管炎　　B. 尘肺　　C. 肺结核
D. 支气管扩张　　E. 支气管哮喘

2. 慢性肺源性心脏病发生右心衰竭的主要原因是(　　)。

A. 心肌缺氧　　B. 肺部感染　　C. 水、电解质失衡
D. 血液黏稠度增加　　E. 肺动脉高压超过右心室负荷

3. 慢性肺源性心脏病急性加重期的治疗关键是(　　)。

A. 吸氧　　B. 强心、利尿　　C. 纠正水、电解质紊乱
D. 利用呼吸机改善呼吸功能　　E. 控制感染，解除气管痉挛，改善通气

4. 引起慢性肺源性心脏病死亡的首要原因是(　　)。
A. 肺性脑病　B. 心律失常　C. 慢性右心衰竭
D. 急性肺水肿　E. 心源性休克
5. 下列哪项不是慢性肺源性心脏病的并发症？(　　)
A. 休克　B. 肺癌　C. 酸碱失衡
D. 肺性脑病　E. 消化道出血
6. 慢性肺源性心脏病提示肺动脉高压的主要体征是(　　)。
A. 肝大有触痛　B. 双下肢水肿　C. 心脏向左扩大
D. 肝颈静脉回流征阳性　E. 肺动脉瓣区第二心音亢进
7. 慢性肺源性心脏病病情加重最常见的诱因是(　　)。
A. 过度疲劳　B. 心律失常　C. 摄入盐过多
D. 呼吸道感染　E. 停用洋地黄类药物
8. 慢性阻塞性肺疾病出现下列哪项表现时，提示已经发展成肺源性心脏病？(　　)
A. 发绀、杵状指　B. 活动后呼吸困难　C. 低氧血症、高碳酸血症
D. X 射线心影呈垂直状　E. X 射线示右心室肥大
9. 某慢性肺源性心脏病患者，肺功能失代偿期经吸氧利尿，洋地黄类药物治疗后呼吸困难减轻，但出现昼睡夜醒及多言，首先考虑(　　)。
A. 肺性脑病　B. 短暂性脑缺血发作　C. 脑梗死
D. 肺部感染　E. 洋地黄中毒

二、填空题

1. 慢性肺源性心脏病氧疗的原则是______、______，其氧流量每分钟______。
2. 肺、心功能失代偿期主要表现为______和______。
3. 右心衰竭主要表现以______淤血为主。

三、名词解释

慢性肺源性心脏病

四、病例分析题

1. 患者，男性，70 岁，咳嗽、咳痰 15 年，活动后气短 3 年，受凉后加重 5 d。查体：口唇发绀，桶状胸，双肺闻及干湿啰音，心率 120 次/分，心律齐，三尖瓣区收缩期杂音，轻触痛，双下肢水肿。心电图示肺性 P 波，窦性心动过速，胸片示心影缩小，右下肺动脉横径 20 mm。请问：
(1)最可能的诊断是什么？
(2)护理该病人首先应采取哪项治疗措施？
(3)简述主要的护理要点。

2. 患者，70 岁，反复咳嗽、咳痰 22 年，每次持续约 3 个月以上，天气转暖时上述症状缓解。上楼、干重活有心悸、气急感，但日常生活尚可自理。曾多次到当地医院就诊，诊断为慢性气管炎、肺气肿。3 d 前受凉后，上述症状又发作。有大量黄色脓性痰，不易咳出。心悸，气急，双下肢浮肿，尿量减少，口唇、指端发绀，进食少许即觉上腹部饱胀不适，伴恶心，无呕吐。入院查体：白细胞 15×10^9/L，中性粒细胞 80%。

(1)针对上述病例列出主要护理问题。

(2)提出首优的护理问题。

(3)针对首优的护理问题，提出 4 条主要护理措施。

参考答案

一、选择题

1. A　2. E　3. E　4. A　5. B　6. E　7. D　8. E　9. A

二、填空题

1. 持续　低流量　1～2 L
2. 呼吸衰竭　心力衰竭
3. 体循环

三、名词解释

简称慢性肺心病，是由于肺组织、肺动脉血管或胸廓的慢性病变引起肺组织结构和功能异常，致肺血管阻力增加，肺动脉高压，使右心室扩张、肥大，伴或不伴右心衰竭的心脏病。

四、病例分析题

1. (1)最可能的诊断是：慢性肺源性心脏病急性发作。

(2)护理该病人首先应选广谱抗生素静滴治疗。

(3)主要的护理要点：①咳嗽、咳痰的护理：避免诱因，少食多餐，多饮水，密切观察病情，促进痰液有效排出，观察药物的疗效和副作用。②水肿的护理：卧床休息，抬高下肢，给予低盐、高蛋白质、易消化饮食，注意病情监测，保护皮肤，经常观察水肿部位及其他受压处皮肤有无发红、破溃等现象。注意使用利尿剂后的情况，观察有无电解质紊乱。

2. (1)①清理呼吸道无效：与呼吸道感染、分泌物黏稠有关。②活动无耐力：与心、肺功能减退有关。③体液过多：与心输出量减少、肾血流灌注降低有关。

(2)清理呼吸道无效：与呼吸道感染、分泌物黏稠有关。

(3)①为病人提供安静、整洁、舒适的病房，保持空气新鲜。维持合适的温度(18～20 ℃)、湿度(50%～60%)，以充分发挥呼吸道的自然防御机能。②给予足够热量、高蛋白质、高维生素的饮食，补充足够的水分以稀释痰液。③密切观察咳嗽、咳痰情况，详细记录痰液的色、质、量。正确采集痰标本，及时送检。④采用胸部叩击、雾化吸入法等协助患者排痰。

第六节 支气管扩张症病人的护理

知识提要

1. 婴幼儿期的麻疹、百日咳、支气管肺炎是支气管扩张症最常见的原因。
2. 支气管扩张症主要表现为：
   (1)慢性咳嗽、大量脓痰，痰液放置可分3层，合并厌氧菌感染时痰有恶臭味。
   (2)反复咯血。
   (3)继发感染。
3. 痰液引流和抗生素治疗同样重要。
4. 体位引流为支气管扩张症较重要的治疗措施，体位引流要点为：
   (1)引流宜在饭前进行。
   (2)痰量多者应注意将痰液逐渐咳出，以防痰液涌出过多而窒息。
   (3)注意观察，若有咯血、发绀、头晕、出汗、疲劳等，及时终止引流。
   (4)引流时间从每次5～10 min逐渐延长到每次15～30 min。
   (5)高血压、心力衰竭及高龄患者禁体位引流。
5. 大咯血应绝对卧床，患侧卧位，暂禁食。
6. 大咯血如发生窒息，应立即头低足高位，头偏向一侧，避免血液吸入引起窒息，轻拍背部以利血块排出，禁止屏气。

习题

一、选择题

1. 支气管扩张症最常见的原因是(　　)。
   A. 结核性感染　　B. 支气管内结石　　C. 遗传
   D. 严重的支气管-肺组织感染　　E. 肿瘤或支气管外肿大淋巴结压迫
2. 咯血最常见的病因是(　　)。
   A. 慢性支气管炎　　B. 慢性肺源性心脏病　　C. 支气管扩张症
   D. 气胸　　E. 呼吸衰竭

3. 支气管扩张症伴厌氧菌感染患者痰的特性为(　　)。

A. 黄绿色　　B. 有恶臭　　C. 静置分层

D. 大量脓痰　　E. 痰量与体位有关

4. 支气管扩张症患者做体位引流的时间宜在(　　)。

A. 早上　　B. 餐前　　C. 餐后　　D. 晚上　　E. 中午

5. 干性支气管扩张是指(　　)。

A. 以干咳为主　　B. 局限于肺上叶

C. 反复咯血,一般无咳嗽、咳痰　　D. 纤维支气管镜见支气管黏膜干燥、萎缩

E. 晨间咳嗽、咳痰,无大量脓痰,少有咯血

6. 支气管扩张症患者最基本的护理措施是(　　)。

A. 促进排痰　　B. 预防窒息　　C. 保持口腔卫生

D. 加强营养　　E. 增强体质

7. 下列哪种疾病在治疗中最常采用体位引流?(　　)

A. 肺结核　　B. 支气管扩张症　　C. 肺炎

D. 心力衰竭　　E. 呼吸衰竭

8. 患者,30 岁,常常在晨起及晚间躺下时咳大量脓痰伴少量鲜血,并且痰液放置后分 3 层,可能是(　　)。

A. 慢性支气管炎　　B. 肺癌　　C. 肺结核

D. 支气管扩张症　　E. 肺气肿

9. 患者,女性,26 岁,妊娠 5 个月,支气管扩张 5 年。今晨突然鲜血从口鼻涌出,随即烦躁不安,极度呼吸困难,唇指发绀,不宜选用的止血药为(　　)。

A. 血塞通　　B. 卡巴克络　　C. 6-氨基己酸

D. 垂体后叶素　　E. 抗血纤溶芳酸

10. 患者,女性,43 岁,幼年曾患百日咳。咳嗽、咳痰 3 个月,近日咳大量脓痰,今晨突然咯血 3 口,最可能的诊断是(　　)。

A. 肺炎　　B. 肺癌　　C. 肺结核　　D. 支气管扩张　　E. 肺囊肿

二、填空题

1. 支气管扩张症患者典型痰液放置后可分______层,上层为______,中层为______,下层为______。

2. 指导患者做体位引流时应使______处于高位,其引流支气管开口______,借助重力使痰液排出,每天______次,每次______min。

三、名词解释

支气管扩张症

参考答案

一、选择题

1.D　2.C　3.B　4.B　5.C　6.A　7.B　8.D　9.D　10.D

二、填空题

1. 3　泡沫　浑浊黏液　坏死组织沉淀物

2. 患肺　向下　2～3　15～30

三、名词解释

指由支气管及其周围组织的慢性炎症导致管壁肌肉和弹性组织破坏而引起的管腔异常和持久性扩张。

第七节　肺炎病人的护理

知识提要

1. 细菌性肺炎最常见的病原菌是肺炎链球菌。起病急骤，以寒战、高热、胸痛、咳嗽及咳铁锈色痰为主要临床表现。
2. 肺实变体征：语颤增强，叩诊呈浊音，病变处可闻及管状呼吸音及湿啰音。
3. 休克型肺炎是指肺炎伴末梢循环衰竭，最突出的表现是血压降至 80/50 mmHg 以下，出现休克状态，体温不升或过高，心率＞140 次/分，冷汗，面色苍白，脉搏细速，唇指发绀，少尿或无尿以及出现神经精神症状。
4. 肺炎链球菌肺炎治疗首选青霉素治疗，疗程一般 7 d，或热退后 3 d 停药。
5. 肺炎患者应多饮水，每日 1 500～2 000 mL。高热者给予冰袋或乙醇擦浴降温，不宜用阿司匹林降温。胸痛者取患侧卧位。
6. 休克型肺炎的抢救：(1)平卧，头抬高 15°。(2)保暖、给氧。(3)迅速建立两条静脉通道。(4)严密观察病情，记录 24 h 出入量。(5)抗感染和抗休克治疗。

习题

一、选择题

1. 休克型肺炎的突出表现是(　　)。
   A. 谵妄　　B. 体温＞40 ℃　　C. 气促
   D. 咳铁锈色痰　　E. 血压降至 80/50 mmHg
2. 下列不属于肺炎病因学分类的是(　　)。
   A. 细菌性肺炎　　B. 间质性肺炎　　C. 病毒性肺炎
   D. 非典型病原体肺炎　　E. 真菌性肺炎
3. 肺炎链球菌肺炎典型表现中不包括(　　)。
   A. 寒战　　B. 高热　　C. 咳嗽　　D. 反复咯血　　E. 咳痰
4. 细菌性肺炎最常见的病原体是(　　)。
   A. 葡萄球菌　　B. 大肠埃希氏菌　　C. 肺炎链球菌
   D. 铜绿假单胞菌　　E. 克雷伯杆菌

5. 肺炎链球菌肺炎首选的抗菌药物是(　　)。

A. 林可霉素　　B. 头孢氨苄　　C. 红霉素

D. 青霉素　　E. 氧氟沙星

6. 医院获得性肺炎最常见的病原菌是(　　)。

A. 肺炎链球菌　　B. 流感嗜血杆菌　　C. 革兰氏阴性杆菌

D. 支原体　　E. 厌氧菌

7. 患者,男性,36 岁,既往体健。昨天外出淋雨后,今起突发高热、寒战、咳嗽、咳痰,伴左侧胸痛。查体:体温 38.9 ℃,脉搏 110 次/分,呼吸频率 26 次/分,血压 130/80 mmHg,口角可见疱疹,左下肺叩诊呈浊音,听诊闻及支气管呼吸音。该患者的诊断最可能为(　　)。

A. 支气管扩张症　　B. 肺结核　　C. 肺脓肿

D. 急性喉炎　　E. 肺炎

8. 患者,男性,36 岁,突然畏寒、高热、咳嗽,1 d 后就诊。查体:右下肺呼吸音低,可闻及湿啰音,胸片示右下肺有大片炎性阴影,拟诊为肺炎链球菌肺炎,首选的药物是(　　)。

A. 头孢菌素类　　B. 林可霉素　　C. 链霉素

D. 青霉素　　E. 氯霉素

9. 患者,男性,25 岁,受凉后突然畏寒高热,伴有胸部疼痛,1 d 后入院,胸部透视见右中肺有大片浅淡的阴影,诊断为右下肺炎,给予抗生素治疗,疗程一般为(　　)。

A. 体温降至正常后 3 d　　B. 退热后就停药　　C. 18 d

D. 9 d　　E. 1 d

10. 患者,男性,20 岁,诊断为大叶性肺炎。查体:体温 40 ℃,脉搏细弱,血压 90/60 mmHg,在观察病情的过程中应特别警惕发生(　　)。

A. 晕厥　　B. 休克　　C. 心律失常　　D. 惊厥　　E. 昏迷

11. 患者,男性,26 岁,因前晚淋雨受凉,今日突然畏寒高热,全身肌肉酸痛,干咳,胸痛。查体:面色苍白,口唇微绀,表情淡漠,体温 39.8 ℃,脉搏频率 128 次/分,血压 100/80 mmHg,护士应特别注意观察的是(　　)。

A. 体温　　B. 血压　　C. 呼吸系统症状

D. 肺部体征　　E. 血液白细胞计数和分类

二、填空题

1. 肺炎根据解剖分类分为______、______和______。

2. 肺炎链球菌肺炎控制感染首选______。

三、名词解释

1. 社区获得性肺炎

2. 医院获得性肺炎

参考答案

一、选择题

1.E　2.B　3.D　4.C　5.D　6.C　7.E　8.D　9.A　10.B　11.B

二、填空题

1. 大叶性肺炎　小叶性肺炎（支气管肺炎）　间质性肺炎
2. 青霉素

三、名词解释

1. 是指在医院外罹患的感染性肺实质（含肺泡壁，即广义上的肺间质）炎症，包括具有明确潜伏期的病原体感染而在入院后平均潜伏期内发病的肺炎。
2. 是指患者入院时不存在、也不处于潜伏期，而于入院 48 h 后在医院（包括老年护理院、康复院）内发生的肺炎。

第八节 肺结核病人的护理

知识提要

1. 传染源主要是痰涂片阳性的肺结核患者，飞沫传播是最重要的传播途径。
2. 原发性肺结核，多见于儿童。继发性肺结核，包括浸润性肺结核、空洞性肺结核、干酪性肺炎、纤维空洞性肺结核。浸润性肺结核是最常见的肺结核类型。
3. 早期发现和彻底治愈结核病患者是控制传染源的关键。开放性肺结核患者应进行隔离，不能随地吐痰，应将痰吐在纸上用火焚烧。患者餐具煮沸消毒或用消毒液消毒，同桌共餐不能使用公筷。
4. 肺结核患者起病缓慢，常有午后低热、盗汗、乏力、食欲减退、体重下降等表现，呼吸系统有咳嗽(干咳为多)、咯血、胸痛及呼吸困难等表现。
5. 痰结核分枝杆菌检查是确诊肺结核最特异的方法，阳性说明病灶是开放性的，具有传染性。
6. 结核菌素试验可以测定人体是否感染过结核分枝杆菌，常取结核菌素 0.1 mL，即 5 IU，于左前臂屈侧做皮内注射，48～72 h 后测结果。若呈强阳性，常提示活动性结核病。
7. 化疗是治疗关键。化疗原则是早期、联合、适量、规律和全程治疗。杀菌药是异烟肼、利福平、链霉素和吡嗪酰胺。抑菌药是乙胺丁醇和对氨基水杨酸。
8. 胸腔穿刺抽液，每次抽液不超过 1 L，抽液不可过多，否则可引起纵隔复位太快，导致循环障碍。抽液中出现头晕、出冷汗、面色苍白、心悸、脉细、四肢发凉等胸膜反应，应立即停止抽液，立即让病人平卧，密切观察血压变化，防止休克。
9. 常用药物的不良反应中，链霉素可引起耳聋及肾衰竭；利福平可导致出现黄疸、转氨酶一过性升高；异烟肼偶引发周围神经炎；对氨基水杨酸可引起胃肠道变态反应。

习题

一、选择题

1. 对于少量咯血的肺结核患者应采取的体位是(　　)。

A. 患侧卧位　　B. 健侧卧位　　C. 端坐卧位　　D. 仰卧位　　E. 俯卧位

2. 对肺结核患者痰液最简易的消毒办法是(　　)。

A. 碘酒浸泡　B. 紫外线消毒　C. 用火焚烧

D. 来苏尔消毒　E. 酒精消毒

3. 肺结核诊断最可靠的依据是(　　)。

A. 结核菌素试验　B. 红细胞沉降率　C. 胸部 CT 检查

D. 痰结核分枝杆菌检查　E. 胸部 X 射线片

4. 某肺结核复治患者治疗后出现视力减退,视野缩小,对红绿颜色分辨能力减退,可能是由哪种药物所致?(　　)

A. 利福平　B. 吡嗪酰胺　C. 链霉素

D. 异烟肼　E. 乙胺丁醇

5. 肺结核的主要传染源是(　　)。

A. 被污染的水源　B. 含人型结核菌的牛乳　C. 开放性肺结核患者

D. 患有结核病的动物　E. 健康带菌者

6. 原发性肺结核典型 X 射线表现是(　　)。

A. 哑铃型阴影　B. 大片致密影,可出现虫蚀样空洞

C. 肺门淋巴结肿大　D. 肺部球形病灶　E. 散在的斑点状阴影

7. 肺结核大咯血最危急的并发症是(　　)。

A. 出血性休克　B. 广泛结核分枝杆菌播散　C. 肺不张

D. 合并肺部感染　E. 窒息

8. 抢救大咯血窒息时最关键的措施是立即(　　)。

A. 进行人工呼吸　B. 使用呼吸中枢兴奋剂　C. 给予鼻导管吸氧

D. 解除呼吸道梗阻　E. 输血或输液

9. 引起人类结核病的主要结核分枝杆菌是(　　)。

A. 人型菌　B. 牛型菌　C. 鼠型菌

D. 分枝杆菌　E. 抗酸杆菌

10. 切断肺结核传播途径最关键的措施是(　　)。

A. 每年进行胸部 X 射线普查

B. 对结核菌素试验阳性且与病人密切接触的家属给予药物预防

C. 加强卫生宣教

D. 早期发现、彻底治疗肺结核病人

E. 接种卡介苗

11. 肺结核咯血病人宜取患侧卧位是为了(　　)。

A. 放松身心　B. 减轻胸痛　C. 有利引流

D. 防止病灶向对侧扩散　　E. 避免窒息

12. 胸腔穿刺抽液不宜过多、过快的主要原因是为了防止(　　)。

A. 纵隔复位太快　　B. 自发性气胸　　C. 胸膜反应

D. 蛋白质丢失过多　　E. 频繁咳嗽

13. 某肺结核患者突然出现喷射性大咯血，继而突然中断，表情恐怖，大汗淋漓，此时首要的护理措施是(　　)。

A. 立即取半卧位　　B. 加压给氧　　C. 立即气管插管

D. 保持呼吸道通畅，消除血块　　E. 人工呼吸

14. 患儿，2 岁，高热、咳嗽。有结核病密切接触史，疑为急性粟粒性肺结核。行结核菌素试验，72 h 后结果为局部硬结直径 16 mm，应判断为(　　)。

A. (－)　　B. (＋)　　C. (＋＋)

D. (＋＋＋)　　E. (＋＋＋＋)

15. 患者，男性，45 岁，诊断为肺结核，使用乙胺丁醇抗结核化疗，该药的不良反应为(　　)。

A. 肝损伤　　B. 心功能下降　　C. 视神经炎

D. 听力下降　　E. 肾毒性作用

二、填空题

1. 肺结核的主要传播途径是______，传染源是______。

2. 处理肺结核患者痰液的最简易方法是______。

3. 胸腔穿刺第一次抽液量不宜超过______，以后每次抽液量不超过______。

4. 抗结核药物治疗应坚持______、______、______、______、______。

三、名词解释

肺结核

四、简答题

简述常用抗结核分枝杆菌药物的不良反应有哪些。

五、病例分析题

1. 患者，男性，20 岁，因低热、乏力 1 个月，气短 2 周入院。查体：体温 37 ℃，气管偏左，右侧呼吸运动减弱，叩诊浊音，呼吸音减弱，未闻及啰音，余无异常。X 射线胸片：右侧中下肺野呈现大片均匀致密阴影，结核菌素试验(＋＋＋＋)。病后患者乐观，认为自己年轻，病情会很快恢复，只要不是癌症，用药 1～2 个月就会好的。

(1)简述该患者最可能的医疗诊断及诊断依据。

(2)找出 2 个最主要的护理诊断。

2. 患者 5 年前受凉后低热、咳嗽、咳白色黏痰，给予抗生素及祛痰治疗，1 个月后症状不见好转，体重逐渐下降，后拍胸片诊为浸润性肺结核，肌注链霉素 1 个月，口服利福平 3 个月，症状逐渐减轻，遂自行停药，此后一直咳嗽，少量白痰，未再复查胸片。2 个月前劳累后咳嗽加重，少量咯血伴低热、盗汗、胸闷、乏力，又来诊。病后进食少。查体：体温 37.9 ℃，脉搏 94 次/分，呼吸频率 22 次/分，血压 130/80 mmHg。

(1)针对上述病例列出主要护理问题。

(2)提出首优的护理问题。

(3)针对首优的护理问题，提出 4 条主要护理措施。

参考答案

一、选择题

1. A　2. C　3. D　4. E　5. C　6. A　7. E　8. D　9. A　10. D　11. D　12. A
13. D　14. C　15. C

二、填空题

1. 飞沫传播　痰涂片阳性的肺结核患者
2. 将痰吐在纸上直接焚烧
3. 600 mL　1 000 mL
4. 早期　联合　适量　规律　全程

三、名词解释

是由结核分枝杆菌引起的慢性传染病，可侵及许多脏器，以肺部结核感染最为常见。

四、简答题

①异烟肼：周围神经炎、消化道反应，偶有肝功能损害。②利福平：肝损害、过敏反应。③链霉素：听力障碍、眩晕、口周麻木、肾损害、过敏反应。④吡嗪酰胺：胃肠道不适、肝损害、高尿酸血症、关节痛。⑤乙胺丁醇：球后视神经炎、胃肠道反应，偶有肝损害。

五、病例分析题

1. (1)最可能的医疗诊断：肺结核；右侧胸腔积液。诊断依据：①青年，低热、乏力等结核中毒症状；②右侧胸腔积液体征及 X 射线胸片表现；③结核菌素试验阳性。

   (2)护理诊断：①低效性呼吸形态：与呼吸面积减少有关；②知识缺乏：缺乏该病的预防、治疗等知识。

2. (1)①知识缺乏：缺乏配合结核病药物治疗的相关知识。②营养失调：低于机体需要量，与结核毒性症状导致机体消耗增加和摄入减少有关。③体温过高：与结核分枝杆菌感染有关。

   (2)知识缺乏：缺乏配合结核病药物治疗的相关知识。

   (3)①向病人详细介绍结核感染是可以彻底治愈的，增强治疗信心。②向病人介绍根据医嘱合理用药的重要性。③介绍所用药物的不良反应及注意事项。④告知患者随访的重要性。

第九节　呼吸衰竭和急性呼吸窘迫综合征病人的护理

知识提要

1. 呼吸衰竭发病机理是呼吸道、肺、胸廓等病变引起肺泡通气不足、通气与血流比例失调、气体弥散障碍伴(或不伴)二氧化碳潴留。
2. 呼吸困难是呼吸衰竭最早出现和最突出的表现,发绀是缺氧的典型表现。
3. 二氧化碳对中枢神经系统的影响表现为先兴奋后抑制。如早期烦躁不安、昼夜颠倒,严重者表现为神志淡漠、间歇性抽搐、昏睡、昏迷等,称为肺性脑病。
4. 颜面潮红、球结膜水肿、皮肤湿暖,与二氧化碳潴留引起外周静脉扩张有关。
5. 血气分析是诊断呼吸衰竭最主要的依据。Ⅰ型呼吸衰竭 $PaO_2<60$ mmHg,$PaCO_2$ 正常;Ⅱ型呼吸衰竭 $PaO_2<60$ mmHg,$PaCO_2>50$ mmHg。
6. 病情观察的重点是神志的改变,如神志恍惚、昼夜颠倒、多语或躁动对发现肺性脑病极为重要。
7. 在呼吸道通畅条件下可应用呼吸兴奋剂。应用呼吸兴奋剂后若出现颜面潮红、面部肌肉颤动、烦躁不安等现象,表示过量,应减慢滴速或停用。
8. Ⅰ型呼吸衰竭可给予较高浓度(>35%)持续吸氧。Ⅱ型呼吸衰竭应给予低浓度(<35%)持续吸氧,氧流量 1～2 L/min。
9. 急性呼吸窘迫综合征主要临床表现为:进行性加重的呼吸困难和难以纠正的低氧血症。发绀是本病重要体征,且通常不能通过吸氧改善。
10. 血气分析:$PaO_2<60$ mmHg;$PaO_2/FiO_2\leqslant 200$。
11. 感染是本病常见原因,而且本病又易并发感染,因此选用广谱抗生素抗感染。
12. 迅速纠正低氧血症是抢救的关键,尽早采用机械通气、呼气末正压通气(PEEP)。

习题

一、选择题

1. 缺氧伴二氧化碳潴留的呼吸衰竭患者宜采用(　　)。

A. 间歇给氧　　B. 高压给氧　　C. 乙醇湿化给氧

D. 低浓度、低流量持续给氧

E. 高浓度、高流量持续给氧

2. Ⅱ型呼吸衰竭并发肺性脑病患者不宜高浓度吸氧的主要原因是(　　)。

A. 防止氧中毒　　B. 缺氧不明显　　C. 继发代谢性碱中毒

D. 促进二氧化碳排出　　E. 抑制呼吸中枢

3. 呼吸衰竭病人主要的诱发因素是(　　)。

A. 过度劳累　　B. 呼吸道感染　　C. 精神紧张

D. 长期吸烟　　E. 营养不良

4. 呼吸衰竭病人最早、最突出的表现是(　　)。

A. 呼吸困难　　B. 发绀　　C. 心动过速

D. 血压下降　　E. 肝肾功能损害

5. 某老年呼吸衰竭患者，近来呼吸困难明显，又出现头痛头胀，且日轻夜重，昼睡夜醒，伴局限性抽搐、神志恍惚等，应考虑并发了(　　)。

A. 脑疝　　B. 脑瘤　　C. 肺性脑病

D. 呼吸性酸中毒　　E. 脑炎

6. 患者为慢性呼吸衰竭，近日咳嗽、咳痰、气促明显，又出现神志不清、发绀、多汗，做血气分析 $PaO_2=50$ mmHg，$PaCO_2=62$ mmHg，应给予患者(　　)。

A. 高浓度、高流量持续吸氧　　B. 高浓度、高流量间歇吸氧

C. 低浓度、低流量持续吸氧　　D. 低浓度、低流量间歇吸氧

E. 乙醇湿化吸氧

二、填空题

1. 呼吸衰竭根据血气分析分为______和______。

2. 血气分析诊断Ⅱ型呼吸衰竭的标准是 PaO_2______，$PaCO_2$______。

三、名词解释

1. 呼吸衰竭

2. 急性呼吸窘迫综合征

3. 肺性脑病

四、简答题

简述Ⅱ型呼吸衰竭的诊断标准及氧疗要点。

参考答案

一、选择题

1.D　2.E　3.B　4.A　5.C　6.C

二、填空题

1. Ⅰ型呼吸衰竭　Ⅱ型呼吸衰竭
2. <60 mmHg　>50 mmHg

三、名词解释

1. 是各种原因引起的肺通气和(或)换气功能严重障碍,以致不能进行有效的气体交换,导致缺氧伴(或不伴)二氧化碳潴留,从而引起的一系列生理功能和代谢紊乱的临床综合征。
2. 是由肺内原因和(或)肺外原因引起的,以顽固性低氧血症为显著特征的临床综合征。
3. 又称肺心脑综合征,是慢性支气管炎并发肺气肿、肺源性心脏病及肺功能衰竭引起的脑组织损害及脑循环障碍。

四、简答题

Ⅱ型呼吸衰竭的诊断标准:动脉血气分析 $PaO_2<60$ mmHg,$PaCO_2>50$ mmHg。氧疗要点:Ⅱ型呼吸衰竭应给予低浓度($<35\%$)持续吸氧,氧流量 1～2 L/min。

(甄小鹃)

第三章

循环系统疾病病人的护理

学习目标

识记

1. 列举循环系统常见症状体征的护理措施。
2. 复述心力衰竭病人的护理评估和护理措施。
3. 列举心律失常病人的护理措施。
4. 列举心脏瓣膜疾病病人的护理措施。
5. 复述冠状动脉粥样硬化性心脏病病人的护理评估和护理措施。
6. 列举感染性心内膜炎病人的护理措施。
7. 列举心肌病病人的护理措施。
8. 列举心包疾病病人的护理措施。

理解

1. 叙述心功能分级的标准及其活动计划。
2. 归纳感染性心内膜炎病人血培养标本采集的注意事项。
3. 区别心绞痛与心肌梗死的异同点。
4. 区别常见心律失常的心电图特征。

应用

1. 运用所学知识协助医生对急性心力衰竭病人实施急救,能正确对心力衰竭病人进行健康教育。
2. 运用所学知识协助医生对严重心律失常病人实施抢救。
3. 运用所学知识正确监测血压,并协助医生实施高血压急症的抢救,正确对病人进行健康教育。
4. 能正确使用心电监护仪,协助医生对急性心肌梗死患者进行抢救。
5. 运用所学知识正确采集血培养标本。
6. 能对心肌病病人进行健康教育。

第一节 循环系统疾病病人常见症状体征的护理

知识提要

1. 循环系统由心脏、血管和调节血液循环的神经体液组成。其功能是为全身各组织器官运输血液，将氧和营养物质输送到组织，同时将组织代谢产生的废物和二氧化碳运走，以保证人体新陈代谢的正常运行。
2. 心脏的传导系统包括窦房结、房室结、结间束、房室束支及其分支和浦肯野纤维。窦房结自律性最高，是正常人心脏的起搏点。

习题

一、选择题

1. 心源性水肿先出现在身体下垂部位，一般病人易出现在双下肢，其主要原因是（　　）。
   A. 有效循环血容量增多　B. 毛细血管静水压增高　C. 组织液静水压降低
   D. 组织液胶体渗透压升高　E. 体循环静脉压降低
2. 病人严重心功能不全时，最严重的呼吸困难是（　　）。
   A. 心源性哮喘　B. 吸气性呼吸困难　C. 劳力性呼吸困难
   D. 急性肺水肿　E. 静息时呼吸困难
3. 心脏疾病发生心功能不全时，病人最早出现的呼吸困难是（　　）。
   A. 劳力性呼吸困难　B. 夜间阵发性呼吸困难　C. 端坐呼吸
   D. 静息时呼吸困难　E. 呼气性呼吸困难
4. 关于心前区疼痛最常见的原因，正确的是（　　）。
   A. 各种心绞痛、急性心肌梗死　B. 急性心包炎
   C. 急性主动脉夹层动脉瘤　D. 心血管神经症
   E. 肋间神经损伤
5. 急性心肌梗死病人最早出现、最突出的症状是（　　）。
   A. 心源性晕厥　B. 心律失常
   C. 心前区撕裂样剧痛或烧灼痛

D. 焦虑、濒死感　　E. 胃肠道症状

6. 心律失常最基本的症状是（　　）。

A. 心源性休克　　B. 气促　　C. 晕厥

D. 心悸　　E. 急性肺水肿

7. 心源性水肿的主要致病因素是（　　）。

A. 右心功能不全　　B. 有效循环血量增加

C. 心律失常　　D. 醛固酮水平下降

E. 液体自毛细血管内渗透至组织间隙的量少于回吸收的量

8. 心源性水肿最早出现的部位是（　　）。

A. 眼睑　　B. 上肢　　C. 下肢

D. 踝部　　E. 会阴

9. 下列不属于心脏传导系统的是（　　）。

A. 窦房结　　B. 房室结　　C. 冠状窦

D. 浦肯野纤维　　E. 左右房室束支

二、填空题

1. 心源性呼吸困难最严重的是______。

2. 引起心前区疼痛最常见的原因是______、______、______。

三、名词解释

1. 心源性呼吸困难

2. 心源性水肿

3. 心悸

4. 心前区疼痛

四、简答题

1. 如何护理心源性水肿的病人？

2. 简述心源性呼吸困难病人氧疗的护理措施。

参考答案

一、选择题

1. B　2. D　3. A　4. A　5. C　6. D　7. A　8. D　9. C

二、填空题

1. 急性肺水肿
2. 心绞痛　心肌梗死　急性主动脉夹层动脉瘤

三、名词解释

1. 是指由于各种心血管疾病引起的呼吸困难，病人呼吸时自觉空气不足，呼吸费力，并伴有呼吸频率、深度与节律异常。
2. 是指心血管引起的水肿，机体组织间隙有过多的液体积聚。
3. 是指一种自觉心脏跳动的不适感或心慌感。
4. 是指由于各种原因引起的心前区或胸骨后的疼痛不适。

四、简答题

1. (1)休息与饮食：轻度水肿者应限制活动，重度水肿者要卧床休息。根据病情取半卧位或坐位，下肢水肿者要抬高下肢，并要经常更换体位，避免局部过度受压，给予清淡易消化的低盐饮食。(2)皮肤护理：保持皮肤干燥清洁，帮助病人勤翻身，严重水肿可使用气垫床。(3)遵医嘱使用利尿剂，合理安排用药时间，一般要避免睡前用药，密切观察疗效和不良反应。(4)观察病情：定期测体重、量腹围，观察水肿部位皮肤情况，必要时监测 24 h 出入量，输液前要根据血压、心率及呼吸调节输液滴速，一般不超过每分钟 20～30 滴。(5)健康指导：解释水肿的原因以及使其加重的诱因，指导病人采取措施避免复发。说明钠盐与水肿的关系，告知病人要低钠饮食，并教育病人及其家属配合治疗。
2. 一般心脏病病人可给予中等流量(2～4 L/min)吸氧；对于肺心病病人应持续低流量、低浓度(1～2 L/min)给氧；急性左心衰竭病人，应给予高流量(6～8 L/min)氧气吸入，湿化瓶中加入 20%～30%的乙醇湿化，以利于改善肺泡通气。

第二节 心力衰竭病人的护理

知识提要

1. 诱发心力衰竭最常见、最主要的因素是呼吸道感染。
2. 慢性心力衰竭的基本病因是原发性心肌损害和心脏负荷增加。
3. 心脏容量负荷(前负荷)过重见于二尖瓣、主动脉瓣关闭不全,房间隔缺损,室间隔缺损,动脉导管未闭,甲状腺功能亢进以及慢性贫血等。心脏压力负荷(后负荷)过重见于高血压、主动脉瓣狭窄、肺动脉高压、肺动脉瓣狭窄等。
4. 左心衰竭主要表现是心源性呼吸困难。最早出现的是劳力性呼吸困难,最典型的是夜间阵发性呼吸困难,最严重的是发生急性肺水肿。
5. 右心衰竭的典型体征是水肿,其特征为对称性、下垂性、凹陷性水肿,活动后加重,休息时减轻。颈静脉怒张是右心衰竭的主要体征,肝-颈静脉回流征阳性更具特征性。
6. 按诱发心力衰竭症状的活动程度将病人心功能分为四级:Ⅰ级,体力活动不受限,日常活动不引起乏力、心悸、呼吸困难及心绞痛等。Ⅱ级,体力活动轻度受限,休息时无症状,日常活动即可引起上述症状,休息后很快缓解。Ⅲ级,体力活动明显受限,休息时无症状,低于日常的活动即可引起上述症状,休息较长时间后症状可缓解。Ⅳ级,不能从事任何体力活动,休息时亦有心绞痛等上述症状,体力活动后加重。
7. 休息是减轻心脏负荷的重要方法,休息的时间和方式可根据心功能分级而定。
8. 限制钠盐摄入,每天食盐摄入量在 5 g 以下,其他含钠多的食品也应限制。
9. 利尿剂是治疗心力衰竭中最常用的药物。
10. 洋地黄类药物:

    (1)作用机制:加强心肌收缩力,减慢心率,增加心排出量,不增加心肌氧耗量。

    (2)禁忌证:严重房室传导阻滞、梗阻性肥厚型心肌病、急性心肌梗死。

    (3)毒性反应:胃肠道反应、神经系统反应和心脏方面反应。

    (4)中毒处理:①立即停药。②停用排钾利尿剂,低钾者可口服或静脉补钾。③纠正心律失常:快速心律失常者可用利多卡因,缓慢心律失常者可用阿托品。

    (5)用药注意事项:①严格遵医嘱给药,必要时监测血清药物浓度。②使用洋地黄类药物时应严密观察病人用药后反应。③与奎尼丁、胺碘酮、阿司匹林等药物合用时,可增加中毒的机会，同时使用时应慎用，给药前询问既往用药史。④使用洋地黄类药物之前必须测脉率，当病人脉搏低于 60 次/分或节律不规则时，应暂停用药并通知医生，如有药物漏服，不要补服。静脉给药时，务必稀释后缓慢推注（10～15 min），并同时监测心率、心律及心电图变化。

11. 下肢静脉血栓脱落最易导致肺栓塞。
12. 急性心力衰竭表现为突发严重呼吸困难，端坐呼吸，频繁咳嗽，咳粉红色泡沫痰，有窒息感，极度烦躁不安、恐惧。
13. 急性心力衰竭时，立即安置病人于双腿下垂坐位或半卧位，以减少静脉回流。吸入高流量（6～8 L/min）氧气，加入 20%～30%乙醇湿化，并给予镇静、利尿、扩血管、强心等治疗。

习题

一、选择题

1. 诱发或加重心力衰竭最常见的因素是（　　）。
   A. 呼吸道感染　B. 妊娠和分娩　C. 情绪激动
   D. 严重心律失常　E. 药物使用不当
2. 下列疾病中，可导致右心室后负荷加重的是（　　）。
   A. 房间隔缺损　B. 主动脉瓣关闭不全　C. 动脉导管闭塞
   D. 慢性阻塞性肺气肿　E. 肺动脉瓣狭窄
3. 左心衰竭的重要体征是（　　）。
   A. 交替脉　B. 心尖部收缩期奔马律　C. 颈静脉怒张
   D. 水冲脉　E. 体循环淤血
4. 造成右心功能不全呼吸困难的原因是（　　）。
   A. 上呼吸道感染　B. 支气管狭窄及阻塞　C. 毛细血管阻力增加
   D. 体循环静脉淤血　E. 过度劳累
5. 右心衰竭引起皮肤发绀的机制是（　　）。
   A. 肺循环血液中还原血红蛋白增多
   B. 体循环血液中还原血红蛋白增多
   C. 肺循环血液中还原血红蛋白减少
   D. 体循环血液中还原血红蛋白减少
   E. 血液中高铁血红蛋白减少
6. 下列药物中，通过扩张动脉和静脉减轻心脏负荷的是（　　）。
   A. 螺内酯　B. 美托洛尔　C. 哌唑嗪

D. 地高辛　E. 硝酸甘油

7. 关于心力衰竭的饮食护理应除外的措施是(　　)。

A. 限制钠盐摄入　B. 高维生素　C. 高热量

D. 易消化　E. 少量多餐

8. 患者出现洋地黄毒性反应,首要的处理措施是(　　)。

A. 补液,稀释体内药物　B. 电击除颤　C. 利多卡因纠正心律失常

D. 利尿,促进排泄　E. 停用洋地黄类药物

9. 服用以下药物时,为预防不良反应,应常规测量心率的是(　　)。

A. 卡托普利　B. 地西泮　C. 地高辛

D. 阿司匹林　E. 阿米卡星

10. 患者,女性,32 岁,患风湿性心脏病,妊娠 32 周,入院时体力活动重度受限,休息时亦乏力、气急、心悸,其心功能属于(　　)。

A. Ⅰ级　B. Ⅱ级　C. Ⅲ级

D. Ⅳ级　E. 无法判断

11. 患者,男性,高血压病史 15 年,近 1 年来从事体力活动轻度受限,日常生活引起乏力、心悸、气急,属于(　　)。

A. 心功能Ⅰ级　B. 心功能Ⅱ级　C. 心功能Ⅲ级

D. 心功能Ⅳ级　E. 重度心力衰竭

12. 患者,男性,65 岁,患有冠状动脉粥样硬化性心脏病,逛街回来后上 5 层楼时,出现心悸、气促,社区护士判断该患者的心功能是(　　)。

A. 心功能不全　B. 心功能Ⅰ级　C. 心功能Ⅱ级

D. 心功能Ⅲ级　E. 心律失常

13. 某病人患风湿性心脏病 9 年余,近日上呼吸道感染,查体肝-颈静脉回流征阳性,提示(　　)。

A. 心源性休克　B. 主动脉瓣关闭不全　C. 心房颤动

D. 右心功能不全　E. 左心功能不全

14. 患者,男性,62 岁,慢性心力衰竭 3 年,服用呋塞米可导致(　　)。

A. 低钾血症　B. 高钠血症　C. 高钙血症

D. 高镁血症　E. 尿素氮水平降低

15. 患者,男性,53 岁,突发呼吸困难,咳粉红色泡沫痰,血压 190/110 mmHg,护理措施不妥的是(　　)。

A. 输注毛花苷 C　B. 输注硝普钠　C. 输注氨茶碱

D. 端坐位　E. 立即口服地高辛

16. 患者,男性,40 岁,因心悸、气促 5 年,突然咯血 2 h 来诊。查体:血压 150/90 mmHg,心率 96 次/分,心律不齐,心尖部可闻舒张期隆隆样杂音,肺动脉瓣第二心音亢进,双

肺底可闻及湿啰音，应首选的治疗药物是(　　)。

A. 毛花苷C　　B. 呋塞米　　C. 氨茶碱

D. 酚磺乙胺(止血敏)　　E. 美托洛尔

17. 患者，男性，64岁，因突然出现心悸、气促，咳粉红色泡沫痰急诊入院。查体：血压195/90 mmHg，心率136次/分。护士应首先备好的药物是(　　)。

A. 毛花苷C、硝酸甘油、肾上腺素　　B. 硝普钠、吗啡、呋塞米

C. 利多卡因、酚妥拉明、毛花苷C　　D. 毒毛花苷K、硝普钠、普萘洛尔

E. 硝酸甘油、毛花苷C、多巴酚丁胺

18. 患者，男性，76岁，左心衰竭5年。与家人争吵后心悸、气促，不能平卧，咳粉红色泡沫痰。查体：血压90/60 mmHg，呼吸28次/分，神志清醒，端坐位，口唇发绀，两肺布满湿啰音及哮鸣音。患者吸氧宜采用的方法是(　　)。

A. 持续高流量吸氧　　B. 间断高流量吸氧

C. 间断低流量吸氧　　D. 低流量乙醇湿化吸氧

E. 高流量乙醇湿化吸氧

19. 患者，女性，65岁，诊断为风湿性心脏病，昨夜突然从睡梦中憋醒，坐在床边，咳嗽气促，烦躁不安。当班护士听诊患者双肺布满湿啰音，血压180/95 mmHg，心率125次/分，该护士为患者采取的护理措施中应除外的是(　　)。

A. 立即通知值班医生　　B. 给予氧气吸入

C. 备好急救物品和药品　　D. 协助患者取双腿下垂端坐位

E. 补充水分稀释痰液

20. 患者，男性，入院时查体肝-颈静脉回流征阳性，下肢水肿。护士指导病人饮食，每日限制食盐量不超过(　　)。

A. 2 g　　B. 5 g　　C. 6 g　　D. 8 g　　E. 10 g

21. 患者，男性，60岁，急性左心衰竭。住院治疗后心力衰竭症状有所缓解，近两日食欲有所改善。护士应给予的正确饮食指导是(　　)。

A. 高热量、低蛋白质　　B. 低热量、低蛋白质　　C. 高蛋白质、低维生素

D. 低盐、易消化　　E. 低热量、少纤维

22. 患者，男性，76岁，因慢性心力衰竭，心功能Ⅳ级入院。经治疗护理后心功能恢复至Ⅱ级，但患者不愿下床活动。护士对其宣教长期卧床的危险，应除外的是(　　)。

A. 活动减少使消化功能减退　　B. 易发生便秘

C. 易形成深静脉血栓　　D. 易发生扩张型心肌病

E. 长期卧床，致肌肉萎缩

23. 患者，女性，48岁，患有心脏病，上两层楼时感心悸、气促，休息10 min左右可好转。护士应如何指导该患者的活动量？(　　)

A. 日常活动照常，不必限制　　B. 可起床稍事活动，增加睡眠时间

C. 卧床休息限制活动量　D. 增加有氧运动
E. 半坐卧位，日常生活完全依赖他人照顾

24. 患者，女性，66 岁，阵发性夜间呼吸困难，2 d 后加重并入院。患者端坐位，口唇发绀，咳白色泡沫痰。查体，两肺底可闻及明显湿啰音。给予地高辛口服，主要目的是（　　）。
A. 增加心肌收缩力　B. 减慢心室率　C. 降低心肌耗氧量
D. 抑制心脏的传导系统　E. 扩张肾动脉

25. 患者，女性，68 岁，心力衰竭，近 1 周来应用毛花苷 C 治疗，应观察是否有中毒表现。中毒的严重表现是（　　）。
A. 恶心呕吐　B. 少尿　C. 呼吸困难
D. 心律失常　E. 黄视、绿视

26. 患者，男性，59 岁，急性前壁心肌梗死 4 h 后出现左心功能不全表现。能正确地评价左心功能状态的检查是（　　）。
A. 心电图检查　B. 中心静脉压监测　C. 超声心动图
D. 胸部 X 射线片　E. 24 h 动态心电图

27. 慢性心力衰竭患者宜采用的饮食是（　　）。
A. 高热量、高蛋白质、高维生素、低纤维素饮食
B. 低热量、低糖、低脂、高纤维素饮食
C. 低脂、低热量、高盐、粗纤维饮食
D. 高蛋白质、高维生素、高铁饮食
E. 高蛋白质、高盐、高维生素饮食

28. 以下慢性心力衰竭患者的陈述中，表明其对出院指导理解不正确的是（　　）。
A. 如果我散步时出现呼吸困难，应该来复诊
B. 如果我呼吸越来越短，越来越急，我应当来复诊
C. 如果我饮食没变化，但下肢越来越粗，按压有凹陷时，我应当来复诊
D. 如果我不能平躺，只能坐起来睡觉的话，我应当马上来复诊
E. 如果我咳嗽、发烧，应当先把剩下的抗生素吃掉，然后来复诊

29. 抢救急性肺水肿病人吸氧时，湿化瓶内的乙醇浓度是（　　）。
A. 10%～20%　B. 20%～30%　C. 30%～40%
D. 50%　E. 60%～70%

30. 患者，女性，65 岁，患风湿性心脏病 8 年余，近日上呼吸道感染后出现乏力，稍事活动就心悸、气急，伴有乏力、食欲缺乏、肝区胀痛及双下肢轻度水肿。查体：双肺有湿啰音，肝大，肝-颈静脉回流征阳性，心率 128 次/分，用地高辛治疗后，病人出现头晕、头痛、恶心、呕吐、黄视。护士查心率为 45 次/分，心律不齐，护士考虑该病人出现的情况是（　　）。
A. 心力衰竭加重　B. 急性前壁心肌梗死　C. 洋地黄中毒

D. 心源性休克　　　　E. 全心衰竭

二、填空题

1. ______是心血管疾病最主要的死亡原因。

2. 引起慢性心力衰竭的基本病因是______和______。

3. 右心衰竭主要表现为______淤血，左心衰竭主要表现为______淤血。

4. 急性肺水肿患者应采取的体位是______，以减少______。

5. 急性肺水肿患者吸氧的流量为______，并经______湿化吸入。

6. 左心衰竭发展为全心衰竭后，由于______，故左心衰竭的呼吸困难症状可______。

7. 慢性心功能不全的药物治疗原则是______、______和______。

三、名词解释

1. 心力衰竭

2. 急性心力衰竭

四、简答题

1. 简述洋地黄类药物常见的中毒反应及处理措施。

2. 简述急性心力衰竭病人的抢救配合要点。

3. 洋地黄用药的注意事项有哪些？

参考答案

一、选择题

1. A　2. E　3. A　4. D　5. B　6. E　7. C　8. E　9. C　10. D　11. B　12. C
13. D　14. A　15. E　16. A　17. B　18. E　19. E　20. B　21. D　22. D　23. B
24. A　25. D　26. C　27. B　28. E　29. B　30. C

二、填空题

1. 慢性心力衰竭
2. 原发性心肌损害　心脏负荷增加
3. 体循环　肺循环
4. 端坐位　回心血量
5. 6～8 L/min　20％～30％乙醇
6. 右心排血量减少　减轻
7. 强心　利尿　扩血管

三、名词解释

1. 是由于各种心脏结构或功能异常导致心室充盈和(或)射血能力低下而引起的一组临床综合征,其主要临床表现是呼吸困难、疲乏和液体潴留。
2. 是指心力衰竭的症状和体征急性加重的一种临床综合征。

四、简答题

1. (1)洋地黄类药物中毒反应:①最重要的反应是各类心律失常,最常见的为室性期前收缩,多为二联律或三联律,其他如室上性心动过速伴房室传导阻滞、窦性心动过缓、房室传导阻滞等。②胃肠道表现,如食欲下降、恶心呕吐及腹胀等。③神经系统反应,如头痛、头晕、视力模糊、黄视和绿视等。
(2)洋地黄类药物中毒的处理:①遵医嘱立即停用洋地黄类药物。②停用排钾利尿剂。③补充钾盐。④纠正心律失常,对室性心律失常者可给予利多卡因或苯妥英钠治疗,缓解慢性心律失常,可用阿托品皮下或静脉注射。
2. (1)安置病人于危重监护病房,立即协助病人取坐位,双腿下垂,以利于呼吸和减少静脉回心血量,减轻心脏负荷。(2)给予高流量(6～8 L/min)鼻导管吸氧,经20％～30％乙醇湿化吸入,降低肺泡内泡沫的表面张力,从而消除肺泡内泡沫,有利于改善通气。病情特别严重者可用面罩呼吸机持续加压吸氧,以增加肺泡内压力,减少浆液渗出。(3)持续心电监护,注意监测生命体征、尿量及心电图,并做详细记录;同时观察意识、皮肤温度与颜色及肺部啰音等变化。如出现血压下降、四肢厥冷、意识障碍等休克表现时,应立即报告医师,配合抢救。(4)迅速开放两条静脉通道,遵医嘱正确使用药物

(如吗啡、利尿剂、血管扩张剂、洋地黄类药物、氨茶碱),观察疗效与不良反应。

3.(1)洋地黄治疗量与中毒量很接近,易发生过量而中毒,故应严格遵医嘱给药。(2)洋地黄用量个体差异很大,老年人,心肌缺血缺氧、重度心力衰竭、低钾血症、高钙血症及肝肾功能不全患者等,易洋地黄中毒,须谨慎应用,加强观察。(3)禁止与奎尼丁、普罗帕酮、维拉帕米、胺碘酮及钙剂等药物合用,以免增加药物毒性。(4)静脉给药时,用葡萄糖液稀释后,缓慢静脉注射 15 min,边静脉注射边观察心率及心律等变化。(5)给药前应检查心率和心律情况,若心率低于 60 次/分,暂停给药,并报告医师。

第三节　心律失常病人的护理

知识提要

1. 正常心脏起搏点位于窦房结，窦性心律频率为 60～100 次/分，正常 P－R 间期为 0.12～0.20 s。
2. 窦性心动过速是指成人窦性心律的频率超过 100 次/分，窦性心动过缓是指成人窦性心律的频率低于 60 次/分。
3. 阵发性心动过速是指心脏的异位起搏点连续出现 3 次或 3 次以上的期前收缩。终止室上性心动过速发作可尝试刺激迷走神经的方法，如刺激咽后壁诱导恶心、Valsalva 动作、按摩颈动脉窦、按压眼球、将面部浸入冰水等，也可用腺苷 6～12 mg 快速静注。
4. 持久性心房颤动，易形成左心房附壁血栓，若脱落可引起栓塞。
5. 心室颤动是最严重的心律失常。心室颤动的心电图特征：QRS 波群与 T 波消失，呈完全不规则的波浪状曲线，形态、频率、振幅高低各异。
6. 阵发性室性心动过速、心室颤动、三度房室传导阻滞等心律失常都有猝死的危险。
7. 室性期前收缩治疗常选用利多卡因。
8. 心房颤动治疗首选同步电复律，心室颤动治疗首选非同步电复律。

习题

一、选择题

1. 以下可以成为窦性心动过缓发病因素的是(　　)。
   A. 发热　B. 情绪激动　C. 使用普萘洛尔
   D. 使用阿托品　E. 使用肾上腺素
2. 临床上最常见的心律失常为(　　)。
   A. 窦性心动过速　B. 窦性心动过缓　C. 期前收缩
   D. 心房颤动　E. 心室颤动
3. 关于室性期前收缩的心电图表现，叙述正确的是(　　)。
   A. 有提前出现的宽大畸形的 QRS 波　B. T 波与 QRS 主波方向相同
   C. QRS 波群前出现倒 P 波　D. 代偿间歇不完全
   E. 室性融合波

4. 窦性心动过速的心率范围通常是(　　)。
A. 60～80 次/分　B. 80～100 次/分　C. 100～160 次/分
D. 120～180 次/分　E. 150～250 次/分
5. 窦性心律 P－R 间期的正常范围为(　　)。
A. 0.06～0.10 s　B. 0.10～0.12 s　C. 0.20～0.25 s
D. 0.12～0.20 s　E. 0.25～0.30 s
6. 心动过缓患者应避免用力排便等屏气用力动作,其目的是(　　)。
A. 防止血压增高　B. 防止血压降低　C. 防止诱发心动过速
D. 防止加重心动过缓　E. 节省体力
7. 随时有猝死危险的心律失常是(　　)。
A. 阵发性室上性心动过速　B. 阵发性室性心动过速　C. 窦性心律不齐
D. 室性期前收缩　E. 心房颤动
8. 患者,女性,67 岁,慢性心力衰竭。使用洋地黄后,频发室性期前收缩,每隔一个正常搏动后出现一次期前收缩,应采取的措施是(　　)。
A. 不宜使用 β 受体拮抗剂　B. 减少洋地黄的用量　C. 停用洋地黄
D. 洋地黄维持原量　E. 停用洋地黄并处理洋地黄中毒反应
9. 房性期前收缩心电图特征中,下列描述正确的是(　　)。
A. P 波提早出现,形态与窦性 P 波相同
B. P－R 间期大于 0.20 s　C. 期前收缩的代偿间歇多不完全
D. 出现 f 波　E. 出现 F 波
10. 患者,女性,33 岁,体检发现心律失常,心电图为偶发室性期前收缩,X 射线胸透及超声心动图均正常。宜给予该患者的处理是(　　)。
A. 口服抗心律失常药物　B. 积极锻炼　C. 服糖皮质激素
D. 卧床休息,用血管扩张药　E. 不需常规抗心律失常治疗
11. 患者,男性,45 岁,突发心悸。查体:心律规则,心率 180 次/分,未闻及杂音,压迫颈动脉窦后心率突然降到 72 次/分。由此判断此患者可能发生了(　　)。
A. 神经官能症　B. 阵发性室上性心动过速
C. 阵发性房性期前收缩　D. 频发房性期前收缩
E. 频发室性期前收缩
12. 患者,男性,74 岁,心前区压榨性疼痛,2 h 后急诊入院。入院后出现呼吸困难、心悸。护士查体血压下降,心率 160 次/分,心电图示 QRS 波群宽大畸形,QRS 时限＞0.12 s,R－R 间期不绝对相等,刺激迷走神经时心率无变化。该护士首先考虑患者出现的心律失常是(　　)。
A. 室上性心动过速　B. 室性心动过速　C. 心房颤动
D. 窦性心律过速　E. 心室颤动
13. 患者,男性,27 岁,突感心慌、胸闷。查体:心率 170 次/分,心律齐,心音均等,血压正常。若患者发作持续较久,为控制病情护士可采用的简单、有效的措施是(　　)。
A. 肌内注射安定　B. 刺激呕吐反射或嘱屏气

C. 口服美托洛尔　　D. 口服阿托品
E. 静推毛花苷 C

14. 患者，男性，56 岁，心率 150 次/分，心电图提示连续多个 QRS 波群宽大畸形，时间大于 0.12 s，R－R 间期不绝对相等，刺激迷走神经时心率无变化。给予抗心律失常的药物，应首选(　　)。
A. 苯妥英钠　　B. 阿托品　　C. 胺碘酮
D. 美托洛尔　　E. 硝酸甘油

15. 患者，男性，58 岁，急性心肌梗死并发心房颤动，该患者的脉搏可能出现(　　)。
A. 脉细速　　B. 二联律　　C. 三联律
D. 脉搏短绌　　E. 洪脉

16. 患者，女性，67 岁。心电图示：P 波消失，QRS 波形态正常，R－R 间期完全不规则，心室率 150 次/分，极不规则。根据心电图判断患者的心律失常类型为(　　)。
A. 窦性心动过速　　B. 室内差异性传导　　C. 频发房性期前收缩
D. 心房颤动　　E. 病态窦房结综合征

17. 患者，男性，43 岁，突感心悸、胸闷、气促，听诊心率 200 次/分，心律齐，血压正常，若心电示波荧光屏上出现完全不规则的大波浪状曲线，且 QRS 波与 T 波消失。护士根据患者的情况采取的处理应除外的是(　　)。
A. 密切观察心电监护仪的变化
B. 备好抢救物品和药物
C. 立即做胸外心脏按压和口对口人工呼吸
D. 可施行非同步电复律
E. 立即通知医生进行抢救

18. 某患者心电图检查结果：常规心电图平均 P－P 间隔为 15 小格，护士计算其心率为(　　)。
A. 60 次/分　　B. 75 次/分　　C. 85 次/分
D. 90 次/分　　E. 100 次/分

二、填空题

1. 正常情况下 P－R 间期为______。
2. 最严重的心律失常是______。
3. ______、______、______等心律失常随时都有猝死的危险。
4. 心房颤动治疗首选______除颤；心室颤动治疗首选______除颤。

三、名词解释

1. 窦性心动过速
2. 窦性心动过缓
3. 期前收缩

四、简答题

简述心律失常病人的护理措施。

参考答案

一、选择题

1.C 2.C 3.A 4.C 5.D 6.D 7.B 8.E 9.C 10.E 11.B 12.B 13.B 14.C 15.D 16.D 17.C 18.E

二、填空题

1.0.12～0.20 s

2. 心室颤动

3. 阵发性室性心动过速　三度房室传导阻滞　心室颤动

4. 同步电复律　非同步电复律

三、名词解释

1. 指成人窦性心律的频率低于60次/分。

2. 指成人窦性心律的频率超过100次/分。

3. 指起源于窦房结以外心肌任何部位的一种主动性异位心律。

四、简答题

(1)偶发、无器质性心脏病的心律失常，不需卧床休息，注意劳逸结合；有血流动力学改变的轻度心律失常患者需适当休息，避免劳累；严重心律失常者应卧床休息，避免左侧卧位。(2)给予低热量、低脂、易消化、富含营养的饮食，少量多餐，避免过饱，戒烟酒，避免刺激性食物、咖啡、浓茶。心动过缓者避免屏气用力的动作。(3)做好心理护理，保持情绪稳定。(4)遵医嘱用药，观察药物疗效和不良反应。(5)加强病情观察，定时测量脉率、心率及心律，观察病人心律失常的症状有无变化。

第四节　心脏瓣膜疾病病人的护理

知识提要

1. 风湿性心脏病与A族乙型溶血性链球菌反复感染的风湿热有关，最常受累的是二尖瓣。
2. 二尖瓣狭窄最常见的早期表现是劳力性呼吸困难，严重时可导致急性肺水肿，与肺循环淤血有关。二尖瓣狭窄病人可出现“二尖瓣面容”。
3. 二尖瓣狭窄听诊心尖部可闻及低调的舒张中晚期隆隆样杂音。二尖瓣关闭不全可闻及全收缩期粗糙高调的吹风样杂音。主动脉瓣关闭不全可闻及舒张期高调叹气样杂音。主动脉瓣狭窄可闻及粗糙而响亮的喷射样全收缩期杂音。
4. 心脏瓣膜疾病的常见并发症有：充血性心力衰竭、心律失常、栓塞、急性肺水肿、肺部感染和感染性心内膜炎。充血性心力衰竭是主要死因，心律失常以心房颤动最常见，栓塞最常见的部位是脑栓塞。
5. 观察栓塞的征兆：如肾栓塞时腰疼、血尿和蛋白尿；脾栓塞时突感左上腹剧痛并出现脾大；肺栓塞时突然剧烈胸痛、气急、发绀、咯血及休克等；脑栓塞时可引起偏瘫、失语、感觉障碍等表现；四肢动脉栓塞时可引起肢体剧痛、动脉搏动消失、局部皮肤苍白、发凉、发绀甚至坏死。

习题

一、选择题

1. 引起心脏瓣膜损害的最常见的疾病是（　　）。

A. 高血压　　B. 冠状动脉粥样硬化性心脏病　　C. 病毒性心肌炎
D. 风湿性心脏病　　E. 心肌病

2. 心脏听诊若闻及心尖区舒张期隆隆样杂音提示（　　）。

A. 二尖瓣狭窄　　B. 二尖瓣关闭不全　　C. 主动脉瓣狭窄
D. 主动脉瓣关闭不全　　E. 三尖瓣狭窄

3. 临床上最可靠的用于确诊二尖瓣狭窄的辅助检查是(　　)。

A. 心电图　B. 超声心动图　C. 心脏磁共振成像
D. 冠状动脉造影　E. 正电子发射体层成像(PET)

4. 不属于周围血管征表现的是(　　)。

A. 脉压增大　B. 大动脉枪击音　C. 毛细血管搏动征
D. 水冲脉　E. 短绌脉

5. 某风湿性心脏病二尖瓣狭窄病人,因急性肺水肿急诊入院,给予乙醇湿化吸氧等抢救措施,乙醇湿化吸氧的目的是(　　)。

A. 稀释痰液　B. 解除支气管痉挛　C. 除去肺泡内泡沫
D. 兴奋呼吸中枢　E. 减少静脉回流

6. 患者,女性,49 岁,风湿性心脏病病史 10 年,本次因夜间阵发性呼吸困难入院。查体:典型的"二尖瓣面容"。听诊:心尖区闻及舒张期隆隆样杂音,护士指导患者多活动下肢,温水泡脚,目的是(　　)。

A. 减轻心脏负荷　B. 预防风湿复发　C. 防止附壁血栓形成
D. 防止动脉栓塞　E. 防止下肢静脉血栓形成

7. 二尖瓣狭窄病人最易出现的心律失常是(　　)。

A. 室性期前收缩　B. 阵发性室性心动过速　C. 心房颤动
D. 预激综合征　E. 二度Ⅱ型房室传导阻滞

8. 风湿性心脏病最常受累的瓣膜为(　　)。

A. 二尖瓣　B. 三尖瓣　C. 主动脉瓣
D. 肺动脉瓣　E. A 和 C

9. 二尖瓣狭窄最重要的体征是(　　)。

A. 二尖瓣开放拍击音
B. 肺动脉瓣区第二音亢进
C. 心尖部第一心音亢进
D. 心尖部舒张期隆隆样杂音
E."二尖瓣面容"

10. 对二尖瓣关闭不全病人听诊时可闻及的是(　　)。

A. 低调的舒张中晚期隆隆样杂音
B. 全收缩期粗糙高调的吹风样杂音
C. 舒张期高调叹气样杂音
D. 粗糙而响亮的喷射样全收缩期杂音
E. 以上都不对

11. 导致风湿性心脏病病人死亡的主要原因是(　　)。

A. 充血性心力衰竭　　B. 心律失常　　C. 栓塞

D. 呼吸道感染　　E. 感染性心内膜炎

12. 与风湿性心脏病发病相关的细菌是(　　)。

A. A族乙型溶血性链球菌　　B. A族丙型溶血性链球菌

C. B族乙型溶血性链球菌　　D. B族丙型溶血性链球菌　　E. 葡萄球菌

13. 临床上最常见的联合瓣膜病是(　　)。

A. 三尖瓣关闭不全合并主动脉瓣关闭不全

B. 二尖瓣狭窄合并主动脉瓣狭窄

C. 二尖瓣狭窄合并三尖瓣狭窄

D. 二尖瓣狭窄合并肺动脉瓣关闭不全

E. 二尖瓣狭窄合并主动脉瓣关闭不全

14. 风湿性心脏病伴心房颤动的患者,血栓脱落最易栓塞的部位是(　　)。

A. 脑动脉　　B. 肺动脉　　C. 肺静脉

D. 上肢动脉　　E. 上肢静脉

二、填空题

出现周围血管征的主要是由于______所致,多见于______、______、______。

三、名词解释

心脏瓣膜疾病

四、简答题

风湿性心脏病二尖瓣狭窄患者的主要体征有哪些?

参考答案

一、选择题

1. D　2. A　3. B　4. E　5. C　6. E　7. C　8. A　9. D　10. B　11. A　12. A
13. E　14. A

二、填空题

脉压增大　主动脉瓣关闭不全　甲亢　贫血

三、名词解释

指由于炎症、黏液样变、退行性变、先天性畸形、缺血性坏死、创伤等原因引起单个或多个瓣膜结构(包括瓣叶、瓣环、腱索或乳头肌)的功能或结构异常,导致瓣口狭窄或关闭不全,产生血流动力学显著改变的一组疾病。

四、简答题

(1)“二尖瓣面容”。(2)触诊心尖部舒张期震颤。(3)听诊心尖部第一心音亢进,心尖部舒张期隆隆样杂音。(4)可有心房颤动、右心衰竭的体征,如颈静脉怒张、肝大及下肢水肿等。

第五节　原发性高血压病人的护理

知识提要

1. 高血压的主要危险因素有遗传、高盐低钾低钙饮食、高蛋白质饮食、饮酒、精神应激、肥胖等。高血压主要受累的靶器官有心、脑、肾等。
2. 高血压的诊断标准：收缩压≥140 mmHg 和(或)舒张压≥90 mmHg，即诊断为高血压。
3. 高血压急症：短时期内(数小时或数天)血压突然和显著升高，舒张压持续大于 120 mmHg 和(或)收缩压大于 180 mmHg，伴有重要器官组织如心脏、脑、肾、眼底及大动脉的严重功能障碍或不可逆性损害。
4. 高血压急症的处理：(1)定期监测血压，密切观察病情变化。(2)安置病人于半卧位，抬高床头，绝对卧床休息，做好生活护理。避免不良刺激和不必要的活动，安定病人情绪，必要时遵医嘱给予镇静剂。(3)保持呼吸道通畅，吸氧。(4)连接好心电、血压和呼吸监护。(5)迅速建立静脉通路，遵医嘱给予硝普钠，5～10 min 测血压一次，使血压缓慢下降并保持在安全范围。
5. 原发性高血压最严重的并发症是脑出血。
6. 高血压患者每天的食盐摄入量不超过 6 g，减轻体重，进行低中强度的运动，戒烟，减轻精神压力和保持心理平衡。
7. 高血压急症首选硝普钠。

习题

一、选择题

1. 长期血压增高容易引起并发症出现的脏器是(　　)。

A. 心、肝、肾　　B. 心、脑、肾　　C. 心、脑、肺
D. 脑、肾、肝　　E. 肝、肾、肺

2. 原发性高血压与继发性高血压的主要区别是(　　)。

A. 病因是否明确　　B. 年龄是否大于 40 岁

C. 收缩压是否大于 160 mmHg

D. 是否伴心、脑、肾损害

E. 病程进展是否迅速

3. 原发性高血压治疗的目的是(　　)。

A. 降低颅内压　　B. 预防和延缓并发症的发生

C. 提高疗效　　D. 降低病死率

E. 推迟动脉硬化

4. 护理高血压的患者,下列措施不正确的是(　　)。

A. 协助用药尽快将血压降至较低水平

B. 改变体位动作宜缓慢

C. 沐浴时水温不宜过高

D. 头晕、恶心时协助其平卧并抬高下肢

E. 保持大便通畅

5. 饮食中,与高血压无关的是(　　)。

A. 高盐饮食　　B. 低钾饮食

C. 低钙饮食　　D. 高维生素饮食

E. 高蛋白质饮食

6. 对原发性高血压患者做健康指导,不正确的是(　　)。

A. 宜低盐、低脂、低胆固醇、低热量饮食

B. Ⅰ级高血压患者应注意休息,避免过劳

C. 缓解期适当运动,控制体重

D. 血压高时服药,不高时不用服药

E. 每日定时测血压

7. 原发性高血压最常见的死亡原因是(　　)。

A. 心律失常　　B. 尿毒症　　C. 脑血管意外

D. 心力衰竭　　E. 高血压危象

8. 患者,女性,36 岁,近半年来血压升高较快,伴心悸、多汗、头痛、烦躁等,上周出现视力模糊征象,来诊。查体:血压 179/113 mmHg,心率 180 次/分,心浊音界向左下扩大,该患者可能是(　　)。

A. 高血压Ⅰ级　　B. 高血压Ⅱ级　　C. 高血压Ⅲ级

D. 高血压危象　　E. 高血压脑病

9. 患者,男性,56 岁,血压升高 1 年。患者血脂偏高,劳累后感心前区疼痛,休息可缓解。查体:血压 160/90 mmHg,心电图示 T 波倒置,诊断为冠状动脉粥样硬化性心脏病。有关患者病情的描述,不正确的是(　　)。

A. 患者为高血压　　B. 患者为高血压Ⅰ级　　C. 患者有心绞痛

D. 患者可能有动脉狭窄　　E. 心前区疼痛为心肌缺血所致

10. 患者对血压持续升高有些紧张，护士对其的健康指导，不正确的内容是（　　）。

A. 嘱患者注意休息　　B. 避免情绪激动　　C. 避免剧烈运动

D. 注意安慰患者　　E. 高盐饮食

11. 患者，女性，42 岁，自觉疲劳、头痛、头晕 1 周，前往门诊就诊，测身高 175 cm，体重 95 kg，血压 160/100 mmHg。护士向患者解释高血压的高危因素，不正确的是（　　）。

A. 吸烟　　B. 精神紧张　　C. 肥胖

D. 遗传因素　　E. 长期运动

12. 患者，男性，45 岁，近 8 周反复发作剧烈头痛、心悸，未给予治疗。近 3 次不同时间测量血压分别为 220/126 mmHg、180/120 mmHg、140/95 mmHg。护士采取的处理措施中最重要的是（　　）。

A. 24 h 内动态测量血压，以确定是否为高血压

B. 寻找其血压升高的原因，以确定有无继发性高血压

C. 使用利血平治疗，观察其用药反应

D. 做头部 CT、心脏超声与肾功能检查，确定有无继发性高血压，评估靶器官的损害程度

E. 饮食与运动疗法 3 个月后，再复查血压

13. 患者，男性，62 岁，高血压。突然出现呼吸困难，不能平卧，双肺满布湿啰音，测血压为 200/120 mmHg，首选的血管扩张剂是（　　）。

A. 卡托普利　　B. 硝酸甘油　　C. 硝酸异山梨酯

D. 硝普钠　　E. 硝苯地平

14. 患者，女性，62 岁，患高血压病 7 年，诉血压波动范围 170/105～140/90 mmHg，未予重视，只是在头晕、头痛时服降压药，缓解后即减量或停药，身体肥胖。近 1 周劳累过度，出现剧烈头痛、头晕、恶心，测血压 205/120 mmHg。确诊为高血压脑病，住院 1 周后症状消失，血压恢复 140/90 mmHg。护士认为目前病人存在的主要护理诊断是（　　）。

A. 潜在并发症：心力衰竭　　B. 活动无耐力　　C. 疼痛

D. 知识缺乏　　E. 潜在并发症：脑血管意外

15. 理想血压的标准是（　　）。

A. 收缩压＞120 mmHg 和（或）舒张压＞60 mmHg

B. 收缩压＜120 mmHg 和（或）舒张压＜90 mmHg

C. 收缩压＜130 mmHg 和（或）舒张压＜80 mmHg

D. 收缩压＜140 mmHg 和（或）舒张压＜90 mmHg

E. 收缩压＜120 mmHg 和（或）舒张压＜80 mmHg

16. 下列哪项不是高血压患者的饮食要求？（　　）

A. 清淡、不限盐　　B. 清淡、低盐　　C. 低动物脂肪

D. 低胆固醇　　　　E. 少刺激的食物

二、填空题

1. 原发性高血压最严重的并发症是______。

2. 高血压急症首选药物______。

3. 轻度高血压病人收缩压为______,舒张压为______。

4. 高血压病人死亡的主要原因是______。

三、名词解释

原发性高血压

四、简答题

1. 护士对高血压病患者进行健康教育的内容有哪些?

2. 简要说明高血压急症的护理要点。

3. 简述高血压的诊断标准。

五、病例分析题

患者,男性,60岁,高血压病史10年。因昨夜12时突然发生阵发性呼吸困难,端坐位,面色苍白,口唇青紫,出多汗,咳粉红色泡沫痰,急诊入院。查体:血压210/120 mmHg,心界向左下明显扩大,心率120次/分,心律齐,两肺布满湿啰音及哮鸣音。

(1)你认为病人最可能的医疗诊断是什么?

(2)写出至少两个主要护理诊断及护理措施。

参考答案

一、选择题

1. B　2. A　3. B　4. A　5. D　6. D　7. C　8. D　9. B　10. E　11. E　12. B　13. D　14. D　15. E　16. A

二、填空题

1. 脑出血

2. 硝普钠

3. 140～159 mmHg　90～99 mmHg

4. 脑血管意外

三、名词解释

是以血压升高为主要临床表现的综合征，简称高血压。

四、简答题

1. (1)疾病知识指导：向病人介绍高血压的有关知识和危害性，让病人了解控制血压的重要性和终身治疗的必要性。教会病人和家属正确测量血压的方法，说明长期坚持治疗，将血压控制在正常范围可预防和减轻靶器官损害。(2)生活方式指导：戒烟、戒酒或限制饮酒可使血压下降；减轻和控制体重；合理膳食；增加体力活动；减轻精神压力，保持心理平衡。(3)用药指导：强调长期药物治疗的重要性，详细告知病人降压药物的名称、作用、用法、剂量、疗效与不良反应的观察及应对方法，嘱病人遵医嘱服药，不可随意增减药量或漏服、补吃药物，也不能突然停药。(4)定期复查：根据危险度分层决定复诊时间。低危或中危者，1～3个月随诊1次；高危者，至少每个月随诊1次。血压升高或病情异常时及时就诊。

2. (1)定时监测血压，密切观察病情变化。(2)安置病人于半卧位，抬高床头，绝对卧床休息，做好生活护理。避免不良刺激和不必要的活动，安定病人情绪，必要时遵医嘱给予镇静剂。(3)保持呼吸道通畅，吸氧。(4)连接好心电、血压和呼吸监护。(5)迅速建立静脉通路，遵医嘱给予硝普钠，5～10 min测血压1次，使血压缓慢下降并保持在安全范围内。

3. 收缩压≥140 mmHg和(或)舒张压≥90 mmHg，即诊断为高血压。

五、病例分析题

(1)高血压心脏病；慢性心功能不全。

(2)主要护理诊断：①气体交换受损：与左心衰竭致肺循环淤血有关。②活动无耐力：与心输出量下降有关。③体液过多：与右心衰竭致体循环淤血有关。④睡眠形态紊乱:与心力衰竭致呼吸困难有关。⑤潜在并发症:洋地黄中毒。

护理措施:①休息:休息是减轻心脏负荷的重要方法。心功能Ⅰ级者应避免重体力活动;心功能Ⅱ级者休息应充分,可增加午睡时间及夜间睡眠时间,有利于下肢水肿的消退;心功能Ⅲ级者以卧床休息为主,但允许患者慢慢下床进行排尿、排便等活动;心功能Ⅳ级者则需绝对卧床休息,自理活动由他人协助。卧床期间患者应保持舒适体位,大多数患者愿意采取坐位或半坐位以缓解呼吸困难。②饮食:限制钠盐摄入,每日的摄盐量在 6 g 以下为宜。③吸氧:遵医嘱给予低流量持续氧气吸入,注意保持鼻导管的通畅。④用药护理:遵医嘱应用利尿剂、洋地黄、血管扩张剂等药物,控制输液量及滴速,观察药物疗效和不良反应。⑤加强病情观察,病情出现变化及时报告医生处理。

第六节　冠状动脉粥样硬化性心脏病病人的护理

知识提要

1. 冠状动脉粥样硬化性心脏病简称冠心病，引起冠心病的主要危险因素有高脂血症、高血压、糖尿病、吸烟等。
2. 心绞痛的基本病因是冠状动脉粥样硬化。
3. 心绞痛的疼痛特点。(1)部位：主要在胸骨体上段或中段之后。(2)性质：胸痛常为压迫、发闷或紧缩性。(3)诱因：常由体力劳动、情绪激动、饱食、寒冷、吸烟及心动过速等诱发。疼痛多发生于劳力或激动的当时，而不是在劳力之后。(4)持续时间：疼痛出现后逐步加重，然后在 3～5 min 内逐渐消失，可数日或数周发作一次，或一日内发作多次。(5)缓解方式：休息或舌下含服硝酸甘油，几分钟后缓解。
4. 硝酸酯类药物是最有效、作用最快的终止心绞痛发作的药物。含药后应平卧，以防体位性低血压。
5. 心肌梗死的基本病因是冠状动脉粥样硬化。疼痛为最早、最突出的症状，持续时间较长，可达数小时或数日，休息和含服硝酸甘油多不能缓解。
6. 心律失常是心肌梗死患者死亡的主要原因，心律失常最常发生在急性心肌梗死 24 h 内，以室性心律失常最常见。
7. 心肌梗死的心电图特征性改变为：宽而深的异常 Q 波，S－T 段抬高，T 波倒置。
8. 血清肌酸激酶是心肌梗死出现最早、恢复最早的酶。
9. 心肌梗死急性期卧床休息 12 h，如无并发症，24 h 内应鼓励病人在床上活动四肢。
10. 急性心肌梗死 24 h 内禁用洋地黄类药物。起病 6 h 内进行溶栓治疗，溶解冠状动脉内血栓，可用尿激酶或链激酶治疗。出现室性心律失常首选利多卡因静脉注射，心室颤动应立即做非同步电复律。

习题

一、选择题

1. 缺血性心脏病最常见的病因是(　　)。

A. 心肌梗死　B. 心肌肥厚　C. 吸烟
D. 冠状动脉粥样硬化　E. 血脂异常

2. 典型心绞痛患者的胸痛部位是(　　)。
A. 胸骨下段　B. 胸骨右缘第2肋间　C. 胸骨左缘第2肋间
D. 剑突下　E. 胸骨后上中段

3. 心前区疼痛患者含服硝酸甘油后，心绞痛的症状仍然存在，提示药物无效的时间是(　　)。
A. 10～15 s　B. 1～5 min　C. ＞10 min
D. ＞30 min　E. ＞60 min

4. 患者，女性，68岁，诊断心绞痛入院，舌下含服硝酸甘油0.5 mg后眼前发黑、恶心，护士首先应(　　)。
A. 搀扶坐下　B. 活动四肢　C. 立即平卧
D. 吸氧　E. 加服硝酸甘油

5. 典型心绞痛患者含服硝酸甘油后疼痛缓解时间多在(　　)。
A. 10～15 s　B. 1～5 min　C. 5～10 min
D. 15～30 min　E. ＞30 min

6. 急性心肌梗死患者最早、最突出的症状是(　　)。
A. 心源性休克　B. 室性期前收缩　C. 心前区疼痛
D. 呼吸困难　E. 腹痛、腹泻

7. 患者，男性，58岁，因心前区压榨样疼痛4 h多，伴冷汗、恐惧来诊。护士收集哪项资料最有利于评估病情？(　　)
A. 家族史　B. 吸烟史　C. 职业
D. 心绞痛史　E. 饮食习惯

8. 急性心肌梗死最有意义的辅助检查是(　　)。
A. 冠状动脉造影　B. CT　C. 超声心动图
D. B超　E. 心电图

9. 患者，男性，65岁，因心前区压榨样疼痛2 h多，伴冷汗、濒死感来院急诊，护士采取的措施中应除外的是(　　)。
A. 吸氧　B. 抗凝治疗　C. X射线胸片
D. 绝对卧床　E. 急性期进行心电图、血压、呼吸监测

10. 患者，男性，46岁，近半年来发现劳累时心前区疼痛，确诊为心绞痛。患者吸烟多年，进食不规律，喜饮浓茶，化验甘油三酯增高。护士为其进行健康教育，要求患者复述要点，患者复述出以下内容，需护士再次讲解的要点是(　　)。
A. 戒烟、戒酒，不饮浓茶
B. 含服硝酸甘油1片后心绞痛仍不缓解，可间隔1 h后再服1片

C. 低盐、低脂饮食，不宜过饱

D. 多吃粗纤维食物，保持排便通畅

E. 注意休息，不可过度劳累

11. 患者，女性，66 岁，心前区疼痛 4 h，舌下含服硝酸甘油不缓解急诊入院。心电图示：V1～V5 导联 S－T 段抬高，弓背向上；实验室检查：血清肌酸激酶同工酶增高。考虑该患者发生了(　　)。

A. 不稳定型心绞痛　　B. 急性心肌梗死　　C. 主动脉夹层动脉瘤破裂

D. 心包炎　　E. 病毒性心肌炎

12. 患者，女性，73 岁，因急性心肌梗死入院，入院 2 h 病情恶化死亡，考虑其最可能的死因是(　　)。

A. 心源性休克　　B. 乳头肌功能不全　　C. 心脏破裂

D. 心律失常　　E. 急性左心衰竭

13. 患者，女性，45 岁，突发心前区剧烈疼痛，急诊入院。心电图示：S－T 段弓背上抬，心率 96 次/分，心律齐，查血肌钙蛋白和肌酸激酶同工酶升高。患者入监护室行心电血压监护，紧急溶栓扩冠治疗。4 h 后患者烦躁不安，血压突然下降至 65/45 mmHg，心率 122 次/分。此时患者最可能发生了(　　)。

A. 心脏破裂　　B. 附壁血栓　　C. 心室颤动

D. 心源性休克　　E. 心力衰竭

14. 急性心肌梗死患者在起病后 24 h 内心电图监护最有价值的是(　　)。

A. 了解心脏结构异常　　B. 了解心功能状况　　C. 及早发现心律失常

D. 了解心肌供血情况　　E. 了解有无室壁瘤

15. 急性心肌梗死各种心律失常中最多见的是(　　)。

A. 窦性心律失常　　B. 交界区性心律失常　　C. 房性心律失常

D. 室性心律失常　　E. 预激综合征

16. 急性心肌梗死最早出现的症状是(　　)。

A. 心律失常　　B. 胸痛　　C. 心力衰竭

D. 休克　　E. 发热

17. 急性心肌梗死患者死亡原因中最主要的是(　　)。

A. 窦性心律失常　　B. 交界区性心律失常　　C. 房性心律失常

D. 室性心律失常　　E. 房室传导阻滞

18. 心绞痛发作特点不包括(　　)。

A. 有明显的诱发因素　　B. 疼痛位于胸骨后　　C. 疼痛呈压榨、紧缩感

D. 一般持续 3～5 min　　E. 舌下含服硝酸甘油 30 min 后缓解

19. 典型心绞痛不出现(　　)。

A. 心率加快　　B. 血压升高　　C. 体温升高

D. 左肩放射痛　　　　E. 焦虑、恐惧

20. 冠心病临床分型中下列哪项不正确？（　　）

A. 猝死型　　　　B. 隐匿型　　　　C. 心绞痛型

D. 心肌梗死型　　　　E. 心力衰竭型

二、填空题

心绞痛疼痛的典型部位为______，发作时含服______多可以缓解。

三、名词解释

1. 稳定型心绞痛

2. 急性 S—T 段抬高型心肌梗死

四、简答题

1. 简述心绞痛病人的临床表现。

2. 简述冠心病的危险因素。

3. 如何对心肌梗死病人的休息和活动进行指导？

五、病例分析题

患者，男性，60 岁，初中文化，于 1 d 前无明显诱因出现心前区疼痛，稍后自行缓解后来院就诊，门诊以冠心病收入心内科。10 min 前在病房与家人发生争执时，突然感到胸骨后剧烈疼痛，呈压榨性，向左肩放射。患者体形较胖，既往有高血压病史，性格急躁，好食油腻食物。写出两条主要护理诊断及护理措施。

参考答案

一、选择题

1. D　2. E　3. D　4. C　5. B　6. C　7. D　8. A　9. C　10. B　11. B　12. D　13. D　14. C　15. D　16. B　17. D　18. E　19. C　20. E

二、填空题

胸骨体中段或上段之后　硝酸甘油

三、名词解释

1. 也称劳力性心绞痛，是在冠状动脉固定性严重狭窄基础上，由于心肌负荷的增加引起心肌急剧的、暂时的缺血、缺氧的临床综合征。
2. 是指急性心肌缺血性坏死，大多在冠状动脉病变的基础上，发生冠状动脉血供急剧减少或中断，使相应的心肌严重而持久地急性缺血所致。

四、简答题

1. (1)部位：主要在胸骨体上段或中段之后，范围约手掌大小，界限不清，常放射至左肩、左臂内侧达无名指和小指，或至颈、咽和下颌部。(2)性质：胸痛常为压迫、发闷或紧缩性，也可有烧灼感，但不尖锐，不像针刺或刀割样痛，偶伴濒死的恐惧感，发作时病人常不自觉地停止原来的活动，直至症状缓解。(3)诱因：常由体力劳动、情绪激动、饱食、寒冷、吸烟及心动过速等诱发。疼痛多发生于劳力或激动的当时，而不是在劳力之后。(4)持续时间：疼痛出现后常逐步加重，然后在 3～5 min 内逐渐消失，可数日或数周发作一次，或一日内发作多次。(5)缓解方式：休息或舌下含服硝酸甘油后几分钟内缓解。
2. (1)年龄和性别；(2)血脂异常；(3)高血压；(4)吸烟；(5)糖尿病和糖耐量异常；(6)肥胖；(7)家族史。
3. 急性期 12 h 内卧床休息，保持病室安静、舒适，减少探视。翻身、进食、洗漱及排便等均由护理人员帮助料理。若病情稳定无并发症，24 h 内应鼓励病人在床上行肢体活动；若无低血压，第 3 天就可在病房内走动；心肌梗死发生后 4～5 d，逐步增加活动，直至每天 3 次步行 100～150 m。

五、病例分析题

护理诊断：(1)疼痛：胸痛，与心肌缺血、缺氧有关。(2)知识缺乏：缺乏控制诱发因素及预防心绞痛发作的知识。

护理措施：(1)立即卧床休息，密切观察病情变化。(2)安慰病人，平复情绪，减少心肌耗氧量。(3)遵医嘱给予吸氧。(4)观察疼痛的部位、性质、程度、持续时间，给予心电监护，严密监测心率、心律和血压的变化，观察病人有无面色苍白、大汗、恶心呕吐等情况。(5)立即给予硝酸甘油舌下含化，用药后观察胸痛变化情况，若 3～5 min 后仍未缓解，可重复使用，5 min 1 次，连续 3 次仍未缓解考虑急性心肌梗死的可能，应立即报告医生进行处理，同时注意观察药物的不良反应。(6)疼痛缓解后，与病人一起分析心绞痛发作的诱因，并提醒病人注意避免这些诱发因素。

第七节　感染性心内膜炎病人的护理

知识提要

1. 急性感染性心内膜炎主要是由金黄色葡萄球菌引起，亚急性感染性心内膜炎主要是由草绿色链球菌感染所致。
2. 感染性心内膜炎主要临床表现为高热、寒战、全身毒血症状，赘生物脱落可引起栓塞和转移性脓肿。栓塞以脑栓塞发生率最高，心力衰竭是最常见的并发症。
3. 血培养是诊断菌血症和感染性心内膜炎最有价值的方法。
4. 抗生素治疗是最重要的措施。原则：早期、大剂量、长疗程、静脉给药。
5. 采集血培养标本每次 10～20 mL。

习题

一、选择题

1. 急性感染性心内膜炎最主要的致病菌是（　　）。

A. 草绿色链球菌　　B. 大肠埃希氏菌　　C. 铜绿假单胞菌
D. 肺炎链球菌　　E. 金黄色葡萄球菌

2. 感染性心内膜炎引起心脏最常见的并发症是（　　）。

A. 心房颤动　　B. 心律失常　　C. 心力衰竭
D. 心肌梗死　　E. 脑栓塞

3. 患者，女性，25 岁，风湿性心脏病病史 3 年。近 1 个月其不明原因持续低热，抗生素治疗无效，现以感染性心内膜炎收入院。护士抽取血培养标本时间正确的是（　　）。

A. 入院 6 h 内采血，间隔 1 h，共 3 次，体温升高时采血
B. 第 1 天间隔 1 h 采血，共 3 次，无须体温升高时采血
C. 第 1 天间隔 1 h 采血，共 3 次，体温升高时采血
D. 第 1 天间隔 2 h 采血，共 3 次，寒战时采血
E. 停用抗生素 2～7 d 后采血，无须体温升高时采血

4. 关于感染性心内膜炎选用抗生素的原则除外的是(　　)。

A. 待病原菌明确后,再选用有效抗生素

B. 要足量用药,以便药物在赘生物内达到治疗浓度

C. 疗程宜长,应不短于 6～8 周

D. 以选择杀菌制剂为主

E. 尽量联合用药,加强协同杀菌作用

5. 患儿,女性,6 岁,患轻度室间隔缺损,未行手术治疗。体检发现右下第四颗牙齿为龋齿,经常疼痛,需拔除,结合该患儿的先天性心脏病病史,拔牙前需给予抗生素治疗,其目的是防止(　　)。

A. 呼吸道感染　　B. 牙龈炎　　C. 感染性心内膜炎

D. 淋巴结炎　　E. 败血症

6. 亚急性感染性心内膜炎常见的致病菌为(　　)。

A. 草绿色链球菌　　B. 金黄色葡萄球菌　　C. 溶血性链球菌

D. 大肠埃希氏菌　　E. 厌氧菌

7. 确诊感染性心内膜炎的主要依据是(　　)。

A. 全身感染表现　　B. 栓塞征象　　C. 血培养

D. 超声心动图检查　　E. 心脏杂音

8. 对亚急性感染性心内膜炎,错误的措施是(　　)。

A. 风湿性心脏病病人行拔牙、人工流产等操作前应预防性使用抗生素药物

B. 正确采集血培养标本

C. 给予低热量、低蛋白质、高维生素易消化饮食

D. 密切观察有无发热、皮肤黏膜瘀点等表现

E. 做好口腔、皮肤卫生

二、名词解释

感染性心内膜炎

三、简答题

简述感染性心内膜炎病人的身体状况。

参考答案

一、选择题

1. E　2. C　3. E　4. A　5. C　6. A　7. C　8. C

二、名词解释

是心脏内膜表面的微生物感染，伴赘生物形成。

三、简答题

(1)发热：是感染性心内膜炎最常见的症状，为弛张热。(2)心脏杂音：见于80%～85%患者，可由基础心脏病和(或)心内膜炎导致瓣膜损害所致。(3)周围体征：瘀点、指(趾)甲下线状出血、Osler结节、Janeway损害等。(4)动脉栓塞：如脑栓塞、脾栓塞、四肢动脉栓塞等。(5)其他表现：脾大、贫血等。

第八节 心肌病病人的护理

知识提要

1. 扩张型心肌病的主要特征是单侧或双侧心脏扩大，充血性心力衰竭。发病与病毒感染和免疫反应有关，与柯萨奇病毒感染最密切。
2. 扩张型心肌病治疗可应用β受体拮抗剂，小剂量开始。应用洋地黄时应警惕中毒，严格控制输液量和滴速。
3. 梗阻性肥厚型心肌病病人禁用硝酸酯类药物。
4. 肥厚型心肌病病人有明显的家族遗传史。主要症状为心悸、胸闷、劳力性呼吸困难、头晕及晕厥，甚至猝死。
5. 患者切记不要跑步，避免各种球类比赛等激烈活动，避免劳累、提取重物、突然起立或屏气、情绪激动、饱餐、寒冷刺激等。

习题

一、选择题

1. 原发性心肌病临床最常见类型是（　　）。

A. 肥厚型　　B. 扩张型　　C. 限制型
D. 肥厚型与限制型　　E. 扩张型与限制型

2. 扩张型心肌病标志性的体征是（　　）。

A. 收缩期心脏杂音　　B. 叩诊心界扩大　　C. 进行性呼吸困难
D. 窦性心动过速　　E. 偶发室性期前收缩

3. 关于扩张型心肌病超声心动图的改变，错误的是（　　）。

A. 左室扩张　　B. 二尖瓣反流　　C. 左室运动减缩
D. 左室流出道扩大　　E. 室间隔肥厚

4. 对肥厚型心肌病最有诊断价值的辅助检查是（　　）。

A. 心电图　　B. 动态心电图　　C. 胸片
D. 超声心动图　　E. 运动试验

5. 导致扩张型心肌病发病最主要的可能原因是(　　)。

A. 病毒感染　　B. 草绿色链球菌感染　　C. 金黄色葡萄球菌感染

D. 代谢异常　　E. 药物作用

6. 下述不是扩张型心肌病的临床表现的是(　　)。

A. 充血性心力衰竭　　B. 心律失常　　C. 血压升高

D. 栓塞　　E. 猝死

7. 目前彻底治疗扩张型心肌病的方法是(　　)。

A. 控制心力衰竭　　B. 控制心律失常　　C. 控制诱因

D. 心脏移植　　E. 长期服用β受体拮抗剂

8. 肥厚型心肌病的主要原因是(　　)。

A. 病毒感染　　B. 高血压　　C. 遗传

D. 药物中毒　　E. 二尖瓣狭窄

二、填空题

扩张型心肌病患者的临床表现以______为特征。

三、名词解释

心肌病

参考答案

一、选择题

1. B　2. B　3. E　4. D　5. A　6. C　7. A　8. C

二、填空题

心脏扩大

三、名词解释

是一组异质性心肌疾病，由不同病因(遗传性病因多见)引起的心肌病变导致的心肌机械和(或)心电功能障碍，常表现为心室肥厚或扩张。

第九节 心包疾病病人的护理

知识提要

1. 急性心包炎常见的发病原因为风湿热、结核、细菌感染。其分为纤维蛋白性心包炎和渗出性心包炎两种类型。
2. 纤维蛋白性心包炎的主要症状是心前区疼痛，典型体征是心包摩擦音。
3. 心包积液最突出的症状是呼吸困难，X 射线特征是肺部无明显充血而心影显著增大。
4. 奇脉见于大量心包积液，触诊时桡动脉搏动，在吸气时显著减弱或消失，呼气时恢复。
5. 缩窄性心包炎以结核性病因最为常见。
6. 对大量心包积液的患者采取心包穿刺术时，告知患者勿剧烈咳嗽或深呼吸。第一次抽液量不超过 200 mL，若抽出液为鲜红色时，应立即停止抽液。

习题

一、选择题

1. 急性渗出性心包炎患者最常见的症状是(　　)。
   A. 心前区疼痛　B. 呼吸困难　C. 吞咽困难　D. 血压升高　E. 脉搏短绌
2. 缩窄性心包炎最常见的病因是(　　)。
   A. 自身免疫性　B. 结核性　C. 肿瘤性
   D. 外伤性　E. 内分泌及代谢性
3. 缩窄性心包炎最早出现的症状是(　　)。
   A. 劳力性呼吸困难　B. 夜间阵发性呼吸困难　C. 端坐呼吸
   D. 呼气性呼吸困难　E. 胸痛
4. 心包穿刺抽液，第一次抽液量不超过(　　)。
   A. 100 mL　B. 200 mL　C. 300 mL　D. 400 mL　E. 500 mL

二、名词解释

1. 急性心包炎
2. 缩窄性心包炎

三、简答题

对渗出性心包炎患者进行心包穿刺，应采取哪些相应的护理措施？

参考答案

一、选择题

1. B 2. B 3. A 4. B

二、名词解释

1. 为心包脏层和壁层的急性炎症性疾病。
2. 指心脏被致密厚实的纤维化或钙化心包所包围，使心室舒张期充盈受限而产生的一系列循环障碍的疾病，多为慢性。

三、简答题

对渗出性心包炎患者进行心包穿刺时，术前护理：(1)向病人讲清手术的意义。(2)术前需行超声心动图检查，确定积液量和穿刺部位。(3)禁食 4～6 h，协助病人取坐位或半卧位。(4)建立静脉通道，必要时术前用镇静剂。

术中护理：(1)请病人勿剧烈咳嗽或深呼吸。(2)抽液过程中要注意随时夹闭胶管，防止空气进入心包腔。(3)抽液要缓慢，第一次抽液量不超过 200 mL，若抽出液为鲜血时，应立即停止抽液，观察有无心脏压塞征象，准备好抢救物品和药品。(4)记录抽出液体量、性质，按要求送化验。(5)注意观察病人的反应。

术后护理：穿刺后 2 h 内持续心电、血压监护，观察病人生命体征变化。对心包引流者做好引流管的护理，心包引流液每天小于 25 mL 时拔出引流管。

（甄小鹃　叶利）

第四章 消化系统疾病病人的护理

学习目标

识记

1. 列举消化系统疾病常见症状体征的护理措施。
2. 描述胃炎病人的护理措施。
3. 复述消化性溃疡病人的护理评估和护理措施。
4. 描述溃疡性结肠炎病人的护理措施。
5. 复述肝硬化病人的护理评估和护理措施。
6. 复述肝性脑病病人的护理评估和护理措施。
7. 列举急性胰腺炎病人的护理措施。
8. 列举上消化道出血病人的护理措施。

理解

1. 叙述对原因未明腹痛患者的护理措施。
2. 区别胃溃疡与十二指肠溃疡临床表现异同点。
3. 归纳消化性溃疡患者的主要并发症。
4. 归纳肝硬化患者的主要并发症。
5. 叙述诱发或加重肝性脑病的因素。
6. 叙述上消化道出血病人有无活动性出血或再次出血的表现。

应用

1. 阐述对消化性溃疡患者的饮食指导。
2. 运用所学知识对十二指肠溃疡病人进行健康教育。
3. 阐述对肝硬化腹水患者的饮食指导。
4. 运用所学知识对肝性脑病病人进行健康教育。
5. 运用所学知识对急性胰腺炎患者进行健康教育。

第一节 消化系统疾病病人常见症状体征的护理

知识提要

1. 胃黏膜主要由壁细胞、主细胞、黏液细胞构成。壁细胞分泌盐酸和内因子，主细胞分泌胃蛋白酶原，黏液细胞分泌碱性黏液。
2. 中枢性呕吐见于颅内压增高、前庭功能障碍等，呕吐呈喷射状。
3. 幽门梗阻多在下午或晚间呕吐，量大，含酸性发酵宿食，不含胆汁。
4. 腹胀患者应避免产气多的食物，低钾引起腹胀者宜多食含钾丰富的食物。
5. 腹痛患者疼痛性质突然发生改变，且经一般处理疼痛不能减轻，反而加重，需警惕并发症的发生。
6. 急性腹痛诊断未明时，最好予以禁食。急腹症时不能用热水袋进行热敷。急性剧烈腹痛诊断不明时，不可随意使用镇痛药物。
7. 急性腹泻应遵医嘱给予禁食或者流质、半流质或软食，嘱病人多饮水。
8. 黄疸病人伴有皮肤瘙痒，可每日用温水擦拭全身皮肤一次，避免使用热水、肥皂擦洗，不使用化妆品。避免用手搔抓，以防止皮肤破损而感染。

习题

一、选择题

1. 壁细胞主要分泌的是（　　）。

A. 盐酸　　B. 碱性黏液　　C. 胃蛋白酶

D. 胃蛋白酶原　　E. 胃泌素

2. 黏液细胞主要分泌的是（　　）。

A. 胃酸　　B. 碱性黏液　　C. 胃蛋白酶

D. 胃蛋白酶原　　E. 胃泌素

3. 维生素 B_{12} 的吸收障碍主要与胃黏膜哪种细胞严重减少有关（　　）。

A. 主细胞　　B. 黏液细胞　　C. 壁细胞

D. 腺细胞　　E. G 细胞

4. 喷射状呕吐常见于(　　)。

A. 幽门梗阻　B. 胃溃疡　C. 颅内高压

D. 胰腺炎　E. 甲亢

5. 腹泻患者的护理中不妥的是(　　)。

A. 密切观察病情　B. 多饮水　C. 注意腹部保暖

D. 增加新鲜蔬菜水果的摄入　E. 保护肛周皮肤

二、填空题

1. 胃黏膜层主要由三种细胞构成,包括______、______和______。

2. 分泌盐酸和内因子的细胞是______,分泌碱性黏液的细胞是______。

3. 肝脏是人体最大的______,主要功能是制造胆汁,进行______代谢、______代谢及解毒保护。

三、名词解释

腹泻

四、简答题

简述对原因未明腹痛患者的护理措施。

参考答案

一、选择题

1. A　2. B　3. C　4. C　5. D

二、填空题

1. 壁细胞　主细胞　黏液细胞
2. 壁细胞　黏液细胞
3. 消化腺　蛋白质　脂肪

三、名词解释

排便次数增多，粪质稀薄，或带有黏液、脓血或未消化的食物，即为腹泻。

四、简答题

(1)采取有利于减轻疼痛的体位。(2)详细了解病人腹痛的部位、性质、程度、发作时间及伴随症状。若疼痛性质突然发生改变，且经一般处理疼痛不能减轻，反而加重者，需警惕并发症的发生。(3)教会病人非药物性缓解疼痛的方法，如指导式想象等。也可采用针灸、气功、转移注意力等方法缓解疼痛。(4)合理饮食，急性腹痛诊断未明时，最好予以禁食，必要时进行胃肠减压。(5)局部热疗法，疼痛局部可用热水袋进行热敷，但急腹症不能热敷。(6)遵医嘱合理应用镇痛药。但急性剧烈腹痛诊断不明时，不可随意使用镇痛药物，以免掩盖症状，延误病情。

第二节 胃炎病人的护理

知识提要

1. 急性糜烂出血性胃炎病人多表现为突发呕血和(或)黑便。
2. 急性胃炎确诊依靠急诊胃镜检查,一般应在大出血后 24～48 h 内进行。
3. 急性胃炎由药物引起者应立即停药,服用 H_2 受体拮抗剂、质子泵抑制剂抑制胃酸分泌,或服用硫糖铝和米索前列醇等保护胃黏膜。
4. 急性大出血或呕吐频繁时应禁食。
5. 慢性胃炎的主要致病菌为幽门螺杆菌。
6. 极少数慢性多灶萎缩性胃炎,经长期演变发展为胃癌。
7. 慢性胃炎的确诊方法是胃镜及胃黏膜活组织检查。
8. 硫糖铝在餐前 1 h 服用效果最好,多潘立酮或西沙必利等胃肠动力药应在饭前服用。
9. 胃酸低者可食用浓肉汤、鸡汤、山楂及食醋等刺激胃酸分泌。高胃酸者应避免进食浓肉汤及酸性食品,可食用牛奶、面包及菜泥等。

习题

选择题

1. 慢性胃炎最主要的病因是(　　)。
   A. 幽门螺杆菌　　B. 酗酒　　C. 十二指肠液反流
   D. 精神因素　　E. 吸烟
2. 慢性胃炎患者的主要临床表现为(　　)。
   A. 上腹痛或不适　　B. 腹泻　　C. 嗳气、反酸
   D. 食欲缺乏　　E. 呕血
3. 关于急性胃炎,下列不正确的是(　　)。
   A. 轻者大多无症状　　B. 胃部大出血常为其主要表现
   C. 胃镜检查可确诊　　D. 呕血一般可自止　　E. 可有恶心呕吐

4. 确诊慢性胃炎最好的方法是(　　)。

A. 钡餐检查　　B. 胃液分析　　C. 胃镜检查

D. 血清学检查　　E. B 超

5. 下列哪类胃炎可能与胃癌发生有关?(　　)

A. 慢性萎缩性胃炎　　B. 慢性浅表性胃炎　　C. 肥厚性胃炎

D. 急性糜烂出血性胃炎　　E. 以上都不对

6. 慢性胃窦炎的主要病因是(　　)。

A. 精神压力　　B. 幽门螺杆菌感染　　C. 酗酒

D. 非甾体抗炎药　　E. 长期吸烟

7. 慢性胃炎患者服用促进胃动力的药物时,不宜合用的药物是(　　)。

A. 阿托品　　B. 地西泮　　C. 新斯的明

D. 西咪替丁　　E. 雷尼替丁

8. 患者,男性,36 岁,慢性胃炎,下列适合其食用的是(　　)。

A. 浓茶　　B. 咖啡　　C. 脱脂牛奶

D. 山楂　　E. 油炸食品

9. 对慢性胃炎患者进行健康教育,错误的是(　　)。

A. 抑制胃酸分泌可以口服奥美拉唑　　B. 硫糖铝在餐前 1 h 服用

C. 胃痛时可口服阿司匹林镇痛　　D. 胆汁反流时口服西沙必利

E. 消炎药引起的胃炎可用抗酸药

10. 慢性胃炎患者有少量出血,可以采取的护理措施是(　　)。

A. 禁食　　B. 酚磺乙胺(止血敏)静滴　　C. 普食

D. 少量温凉流质饮食　　E. 冰盐水洗胃

11. 慢性胃炎患者不宜服用的药物是(　　)。

A. 维生素 B_{12}　　B. 抗生素　　C. 制酸剂

D. 糖皮质激素　　E. 止吐剂

12. 自身免疫性胃炎伴有恶性贫血者,可注射(　　)纠正。

A. 维生素 B_1　　B. 维生素 C　　C. 维生素 B_{12}

D. 维生素 D　　E. 维生素 E

参考答案

选择题

1. A　2. A　3. D　4. C　5. A　6. B　7. A　8. C　9. C　10. D　11. D　12. C

第三节 消化性溃疡病人的护理

知识提要

1. 消化性溃疡的主要致病菌是幽门螺杆菌。
2. 胃酸在消化性溃疡发病机制中起决定性的作用。
3. 消化性溃疡的好发部位:胃溃疡多在胃角、胃窦、胃体的小弯侧;十二指肠溃疡多发生于球部。
4. 消化性溃疡典型的临床特点表现为慢性过程、周期性发作、节律性上腹部疼痛。
5. 胃溃疡疼痛的节律性为:进食—疼痛—缓解。十二指肠溃疡疼痛的节律性为:疼痛—进食—缓解。
6. 消化性溃疡的并发症有出血、穿孔、幽门梗阻、癌变。
7. 出血是消化性溃疡最常见的并发症,消化性溃疡引起的出血也是上消化道出血最常见的病因。
8. 急性穿孔是消化性溃疡最严重的并发症。穿孔后引起急性弥漫性腹膜炎,主要表现为突发的全腹剧痛,腹肌强直,有明显压痛和反跳痛。
9. 幽门梗阻主要表现为反复大量呕吐,呕吐物为含酸腐味的宿食,严重频繁呕吐可致脱水和低钾低氯性碱中毒。
10. 长期慢性胃溃疡病史、粪便隐血试验持续阳性者,应警惕癌变。癌变时疼痛节律性消失。
11. 胃镜及胃黏膜活组织检查是确诊消化性溃疡的首选方法。
12. 根除幽门螺杆菌感染引起的慢性胃炎,常在胶体铋或质子泵抑制剂基础加上阿莫西林、克拉霉素、甲硝唑和呋喃唑酮等抗生素中的两种组成三联治疗方案。
13. H_2 受体拮抗剂应在餐中或餐后即刻服用,或将一天的剂量在睡前服用。
14. 碱性抗酸剂应在餐后 1 h 和睡前服用,避免与奶制品同服,不宜与酸性食物及饮料同服。
15. 质子泵抑制剂可以抑制 H^+/K^+-ATP 酶作用,减少胃酸分泌,应在餐前服用。
16. 胶体铋在餐前半小时用吸管服用,服药后可出现便秘或黑便。
17. 前列腺素类药物如米索前列醇,孕妇忌服。
18. 消化性溃疡患者的主食应以面食为主,忌用强刺激胃酸分泌的食品以及浓咖啡、浓茶等。

习题

一、选择题

1. 容易发生幽门梗阻的溃疡是(　　)。

A. 胃大弯溃疡　　B. 胃窦溃疡　　C. 胃底部溃疡
D. 幽门管溃疡　　E. 球后溃疡

2. 下列哪一种药物会引起大便颜色变黑?(　　)

A. 克拉霉素　　B. 奥美拉唑　　C. 枸橼酸铋钾
D. 西咪替丁　　E. 阿莫西林

3. 消化性溃疡最常见的并发症是(　　)。

A. 出血　　B. 穿孔　　C. 癌变
D. 幽门梗阻　　E. 低钾低氯性碱中毒

4. 胃溃疡好发于(　　)。

A. 胃底　　B. 胃体　　C. 胃大弯
D. 胃小弯　　E. 幽门管

5. 十二指肠溃疡好发于(　　)。

A. 十二指肠升部　　B. 十二指肠球部　　C. 十二指肠降部
D. 十二指肠乳头处　　E. 幽门处

6. 胃溃疡形成的主要原因是(　　)。

A. 防御-修复因素减弱　　B. 酗酒　　C. 心理因素
D. 长期吸烟　　E. 非甾体抗炎药

7. 十二指肠溃疡形成的主要原因是(　　)。

A. 侵袭因素增强　　B. 黏膜防卫力下降　　C. 长期吸烟
D. 酗酒　　E. 精神应激

8. 消化性溃疡并发幽门梗阻的患者主要临床表现是(　　)。

A. 腹泻　　B. 食欲减退　　C. 呕吐大量酸性发酵宿食
D. 腹胀　　E. 节律性腹痛

9. 胃十二指肠溃疡急性大出血主要临床表现是(　　)。

A. 突发上腹部剧烈疼痛　　B. 乏力　　C. 呕血、黑便
D. 腹膜刺激征　　E. 呕吐酸性发酵宿食

10. 下列不属于消化性溃疡临床特点的是(　　)。

A. 慢性过程　　B. 周期性发作　　C. 穿孔是最常见的并发症
D. 规律性疼痛　　E. 多发生于秋冬和冬春之交

11. 胃溃疡患者上腹疼痛的典型规律是(　　)。
A. 疼痛一进食一缓解　B. 进食一缓解一疼痛　C. 缓解一疼痛一进食
D. 进食一疼痛一缓解　E. 疼痛一进食一疼痛
12. 不属于十二指肠溃疡疼痛特点的是(　　)。
A. 上腹正中或偏右　B. 进食后 0.5～1 h 疼痛,至下次进餐缓解
C. 饥饿感　D. 常有午夜疼痛　E. 可伴失眠等表现
13. 消化性溃疡患者饮食宜少量多餐的原因主要是(　　)。
A. 使胃酸分泌有规律　B. 使食物更好地中和胃酸　C. 减轻疼痛
D. 减少并发症　E. 以免饱餐后胃部过度扩张而刺激胃酸分泌
14. 患者,男性,40 岁,餐后 2 h 感觉上腹部刀割样剧痛,持续性,伴恶心入急诊,查体:腹式呼吸消失,移动性浊音阳性,全腹压痛、反跳痛、腹肌紧张,考虑为(　　)。
A. 胃十二指肠溃疡急性穿孔　B. 胃溃疡出血
C. 十二指肠溃疡出血　D. 胃溃疡癌变　E. 幽门梗阻
15. 在消化性溃疡的保健指导中,下列选项不妥的是(　　)。
A. 生活要有规律　B. 饮食避免过饱　C. 遵医嘱按时服药
D. 腹痛时可服阿司匹林　E. 避免进食浓茶、咖啡等刺激性的食物
16. 在对消化性溃疡患者的健康指导中,下列选项不妥的是(　　)。
A. 氢氧化铝凝胶应在饭后 1 h 或睡前服用
B. 甲硝唑在餐前 30 min 服用
C. 硫糖铝在餐前 1 h 服用
D. 兰索拉唑避免在开车时服用
E. 法莫替丁应在餐中或餐后立即服用
17. 在引起消化性溃疡的因素中,占主导地位的是(　　)。
A. 饮食不当　B. 应激因素　C. 酗酒
D. 消炎药刺激　E. 胃酸-胃蛋白酶
18. 奥美拉唑治疗消化性溃疡的机制是(　　)。
A. 阻止组胺与 H_2 受体结合　B. 抑制 H^+/K^+-ATP 酶
C. 阻止氢离子回渗　D. 抑制迷走神经　E. 抑制前列腺素合成
19. 消化性溃疡患者应在餐前半小时服用的药物是(　　)。
A. 氢氧化铝　B. 西咪替丁　C. 法莫替丁
D. 枸橼酸铋钾　E. 硫糖铝混悬液
20. 对消化性溃疡患者的出院指导,不正确的是(　　)。
A. 避免刺激性食物　B. 适当饮酒　C. 禁饮咖啡
D. 避免应用阿司匹林　E. 定期复查
21. 治疗消化性溃疡禁用的是(　　)。
A. 氢氧化铝　B. 布洛芬　C. 阿托品

D. 雷尼替丁　　E. 枸橼酸铋钾

22. 消化性溃疡患者大便隐血试验阳性，提示每日出血量为(　　)。
A. <1 mL　　B. <2 mL　　C. 2～3 mL
D. 3～4 mL　　E. 5 mL 以上

23. 患者，男性，46 岁，消化性溃疡 20 年，近两个月来患者食欲减退，消瘦明显，粪便隐血试验持续阳性，应考虑为(　　)。
A. 胃十二指肠溃疡急性穿孔　　B. 胃溃疡出血
C. 十二指肠溃疡出血　　D. 胃溃疡癌变　　E. 胆囊炎

二、填空题

1. 消化性溃疡的病因和发病机制概括起来是因为胃、十二指肠局部因素和______因素失去平衡的结果。
2. 消化性溃疡临床表现特点为______过程、______发作、______疼痛。
3. 消化性溃疡的并发症有______、______、______和______。最常见的并发症是______，最严重的并发症是______。
4. 胃溃疡疼痛的节律性是______；十二指肠溃疡疼痛的节律性是______。
5. 在疼痛的时间上来说，胃溃疡多发生在______，十二指肠溃疡多发生在______。

三、名词解释

消化性溃疡

四、简答题

1. 简述胃溃疡与十二指肠溃疡临床表现异同点。
2. 消化性溃疡的主要并发症有哪些？
3. 如何对消化性溃疡病人进行健康教育？

五、病例分析题

李某，男性，40 岁，以“反复上腹疼痛 1 年”入院。病人近 1 年来常于餐后 2～3 h 出现上腹烧灼样痛，伴反酸、嗳气，进食可缓解，口服抗酸药及法莫替丁治疗，疗效不佳，吸烟 20 多年，每天 1 包，已戒酒。从事科研工作，精神压力大，活动后易疲乏。内镜提示：十二指肠溃疡。

(1)该患者目前存在哪些护理问题？

(2)首优的护理问题是什么？

(3)如何针对首优问题进行护理？

参考答案

一、选择题

1.D 2.C 3.A 4.D 5.B 6.A 7.A 8.C 9.C 10.C 11.D 12.B 13.B 14.A 15.D 16.B 17.E 18.B 19.D 20.B 21.B 22.E 23.D

二、填空题

1. 防御侵袭
2. 慢性 周期性 节律性
3. 出血 穿孔 幽门梗阻 癌变 出血 穿孔
4. 进食—疼痛—缓解 疼痛—进食—缓解
5. 餐后 1 h 左右 空腹或夜间

三、名词解释

指胃肠道黏膜被自身消化而形成的溃疡，可发生于食管、胃、十二指肠、胃-空肠吻合口附近以及含有胃黏膜的 Meckel 憩室，故称消化性溃疡。

四、简答题

1. (1)胃溃疡发生部位在中上腹或剑突下偏左，十二指肠溃疡发生部位在中上腹或剑突下偏右。(2)胃溃疡常在餐后约 1 h 发生，经 1～2 h 后逐渐缓解，较少发生夜间痛；十二指肠溃疡常在两餐之间发生疼痛，至下次进餐后缓解，故又称空腹痛、饥饿痛，部分病人于午夜发生，称夜间痛。(3)胃溃疡和十二指肠溃疡的疼痛性质多呈烧灼痛、胀痛或饥饿样不适感。(4)胃溃疡疼痛的节律性为进食—疼痛—缓解，十二指肠溃疡疼痛的节律性为疼痛—进食—缓解。
2. 消化性溃疡的主要并发症有出血、穿孔、幽门梗阻和癌变。出血是消化性溃疡最常见的并发症，消化性溃疡引起的出血也是上消化道出血最常见的病因。急性穿孔是最严重的并发症，穿孔后胃肠道内容物渗入腹腔引起急性弥漫性腹膜炎。幽门梗阻主要由十二指肠溃疡或幽门管溃疡引起，病人常在数餐后呕吐出酸性发酵宿食。对有长期慢性胃溃疡病史，年龄在 45 岁以上，溃疡顽固不愈，粪便隐血试验持续阳性者，应警惕癌变。
3. (1)疾病知识指导：讲解引起和加重溃疡病的相关因素。指导病人生活要有规律，劳逸结合，避免过度紧张和劳累，选择合适的锻炼方式，提高机体抵抗力。养成良好的饮食习惯及卫生习惯，戒除烟酒，避免摄入刺激性食物。(2)用药指导：指导病人遵医嘱服药，学会观察药物疗效和不良反应，不随意停药或减量，避免复发。慎用或勿用阿司匹林、泼尼松、咖啡因等致溃疡的药物。(3)指导病人识别并发症并及时就诊：告知病人若用药治疗后上腹疼痛节律性发生变化或加剧，或出现呕血、黑便时，应立即就诊。

五、病例分析题

(1)①慢性疼痛:腹痛与胃酸刺激溃疡面引起化学炎症反应有关。②知识缺乏:缺乏相关自我护理的知识。③焦虑:与溃疡反复、疗效不佳有关。

(2)慢性疼痛:腹痛与胃酸刺激溃疡面引起化学炎症反应有关。

(3)①在溃疡活动期,患者症状较重或有并发症者,应卧床休息,以缓解疼痛等症状。溃疡缓解期可鼓励病人适当活动,劳逸结合,以不感到劳累和诱发疼痛为原则,避免餐后剧烈活动。②规律进食,定时定量,少食多餐,避免过饱,细嚼慢咽,减少对消化道过强的机械刺激。应选择营养丰富易于消化的食物,如牛奶、鸡蛋及鱼等。溃疡活动期,主食应以面食为主,脱脂牛奶可适量摄取,避免食用对胃黏膜有较强刺激的生冷、硬食物及粗纤维多的蔬菜、水果,忌用强刺激胃酸分泌的食品如咖啡、浓茶、醋及辣椒等。③观察疼痛的规律和特点,监测生命体征及腹部体征的变化,对突发性腹部剧痛,应注意有无穿孔的发生。④指导病人缓解疼痛的方法,十二指肠溃疡空腹痛或夜间痛时,应指导病人进食碱性食物,或遵医嘱用药,注意观察药物的疗效和不良反应。⑤指导病人学习放松的方法,保持良好心态,积极争取家庭和社会的支持,帮助其缓解焦虑情绪。

第四节 溃疡性结肠炎病人的护理

知识提要

1. 溃疡性结肠炎临床表现为腹泻、黏液脓血便和腹痛。
2. 黏液脓血便是溃疡性结肠炎活动期的主要表现。
3. 溃疡性结肠炎患者如果出现反跳痛、腹肌紧张、肠鸣音减弱等,应警惕中毒性巨结肠和肠穿孔等并发症的发生。
4. 结肠镜检查是诊断溃疡性结肠炎的最重要手段。
5. 治疗溃疡性结肠炎的首选药物是柳氮磺吡啶。
6. 溃疡性结肠炎患者禁食生冷食物及富含纤维素的蔬菜、水果,忌食牛奶和乳制品。

习题

选择题

1. 治疗轻、中型溃疡性结肠炎的首选药是(　　)。
   A. 糖皮质激素　B. 免疫抑制剂　C. 柳氮磺吡啶
   D. 抗生素　E. 止泻药
2. 对溃疡性结肠炎的描述不正确的是(　　)。
   A. 黏液脓血便是活动期的主要表现　B. 腹痛主要局限在右下腹
   C. 可有恶心呕吐等消化道症状　D. 具有疼痛一便意一便后缓解的规律
   E. 活动期可有轻、中度腹痛
3. 患者,男性,29 岁,腹泻,脓血便 3 周,每天 5～6 次,伴下腹阵痛,便后缓解,为明确诊断,应进行的检查是(　　)。
   A. 钡剂灌肠　B. 腹部 B 超　C. 大便常规
   D. 结肠镜　E. 腹部 CT
4. 对溃疡性结肠炎患者,其饮食应给予(　　)。
   A. 易消化、高纤维素饮食　B. 低蛋白质饮食
   C. 进无渣流质或半流质食物　D. 多进食新鲜蔬果
   E. 高脂饮食

参考答案

选择题

1. C　2. B　3. D　4. C

第五节 肝硬化病人的护理

知识提要

1. 肝硬化最常见的病因是病毒性肝炎，尤其是乙肝和丙肝。
2. 失代偿期肝硬化主要表现为肝功能减退和门静脉高压的症状和体征。
3. 失代偿期肝硬化患者出现蜘蛛痣，是肝对雌激素的灭活减少所致。主要分布在面颈部、上肢、肩背部等上腔静脉分布区域。
4. 手掌大、小鱼际和指端腹侧部位皮肤发红称为肝掌。
5. 门静脉高压表现为脾大、侧支循环的建立和开放、腹水。
6. 肝硬化晚期出现脾功能亢进，导致白细胞、红细胞、血小板数量减少。
7. 肝硬化食管下段和胃底静脉曲张：常因粗糙食物的机械性损伤、恶心呕吐、剧烈咳嗽等使腹内压突然升高，导致曲张的静脉破裂出血。
8. 腹水是失代偿期肝硬化最突出的表现。
9. 肝硬化的并发症有上消化道出血、肝性脑病、感染、肝肾综合征、原发性肝癌等。
10. 肝硬化最常见的并发症是上消化道出血，主要表现为呕血或黑便。
11. 肝硬化最严重的并发症是肝性脑病，也是肝硬化病人最常见的死亡原因。
12. 有肝性脑病先兆时，应限制或禁食蛋白质。病情好转后应选择植物蛋白，因其含蛋氨酸、芳香族氨基酸和产氨氨基酸较少。
13. 肝硬化伴大量腹水，遵医嘱给予低盐或无盐饮食，氯化钠 1.2～2 g/d，进水量限制在每天 1 000 mL 左右。
14. 肝硬化病人每次放腹水后为防止腹压骤降引起低血压，护士应束紧腹带。

习题

一、选择题

1. 在我国，引起肝硬化最常见的原因是（　　）。

A. 酒精中毒　　B. 营养障碍　　C. 血吸虫感染

D. 病毒性肝炎　　E. 右心衰竭

2. 肝硬化病人最突出的表现是( )。
A. 食欲减退 B. 出血 C. 腹水
D. 脾功能亢进 E. 贫血

3. 可诱发食道下段和胃底静脉曲张破裂出血的因素不包括( )。
A. 剧烈呕吐 B. 粗糙食物 C. 剧烈咳嗽
D. 便秘 E. 回输腹水

4. 患者,女性,65 岁,因肝硬化、肝性脑病、腹水入院。护士给患者及其家属解释,给患者口服新霉素时需要注意的是( )。
A. 听力损害 B. 贫血 C. 周围神经炎
D. 视力下降 E. 引起面色潮红

5. 肝硬化病人的饮食中,热量的主要来源是( )。
A. 蛋白质 B. 碳水化合物 C. 脂肪
D. 维生素 E. 纤维素食物

6. 张某,男性,56 岁,右上腹胀痛不适 7 年,食欲减退,乏力。体检:颈、胸部有蜘蛛痣,为进一步诊断做辅助检查,下列哪项不可能出现?( )
A. 白蛋白、球蛋白降低 B. 转氨酶升高 C. 腹水呈漏出液
D. B 超示脾静脉和门静脉增宽 E. 内镜检查显示胃底静脉曲张

7. 肝硬化腹水患者治疗中出现双手扑翼样震颤,神志不清,最可能诊断为( )。
A. 低血糖 B. 心力衰竭 C. 肝性脑病
D. 中毒性脑病 E. 尿毒症

8. 可以确诊肝硬化的辅助检查方法是( )。
A. 血常规 B. B 超检查 C. 钡餐
D. 胃镜检查 E. 肝穿刺活检

9. 晚期肝硬化患者最严重的并发症和最常见的死亡原因是( )。
A. 上消化道出血 B. 感染 C. 肝性脑病
D. 原发性肝癌 E. 电解质和酸碱平衡紊乱

10. 肝硬化患者食管静脉曲张破裂大出血最常见的表现是( )。
A. 呕血、黑便 B. 黄疸 C. 肝脏肿大
D. 乏力 E. 发热

11. 肝硬化腹水产生的机制为( )。
A. 雌激素灭活减少 B. 血清蛋白增多 C. 门静脉压力增高
D. 抗利尿激素灭活增加 E. 肾小球滤过增加

12. 患者,男性,70 岁,肝硬化 5 年,近五天来发热、腹痛、少尿,全腹压痛伴轻反跳痛,移动性浊音阳性,腹水常规为漏出液,应首先采取的治疗措施是( )。
A. 加强营养 B. 利尿、镇痛等对症处理 C. 输白蛋白,增强抵抗力

D. 早期联合应用足量抗生素 E. 心理护理

13. 肝硬化患者出现持续性白细胞减少，最可能的原因是（　　）。

A. 脾功能亢进 B. 雌激素灭活减少 C. 上消化道出血

D. 肝肾综合征 E. 腹水

14. 某肝硬化患者经利尿治疗后，腹水减退，但经常处在深睡状态，可被唤醒，醒后回答问题正确，去除刺激后又迅速入睡，应判断该患者为（　　）。

A. 谵妄 B. 浅昏迷 C. 昏睡

D. 嗜睡 E. 意识模糊

15. 下列不属于肝硬化患者内分泌失调表现的是（　　）。

A. 蜘蛛痣 B. 肝掌 C. 水肿

D. 男性乳房发育 E. 脾大

16. 肝硬化合并上消化道出血时应首先给予的措施为（　　）。

A. 随时观察病情变化 B. 绝对卧床休息

C. 立即建立静脉通道补充血容量 D. 安慰病人

E. 使用双气囊三腔管压迫止血

17. 肝硬化腹水时，钠盐的摄入量应控制在每日（　　）。

A. 1.2～2 g B. 2.5～3.5 g C. 3.5～4 g

D. 4～5 g E. 5～6 g

18. 患者，男性，58 岁，长期酗酒导致酒精性肝硬化，患者应首先培养的生活方式是（　　）。

A. 戒酒 B. 补充维生素 C. 低脂饮食

D. 服用解酒护肝药 E. 积极锻炼

19. 患者，男性，63 岁，患慢性乙型肝炎后肝硬化 18 年，进食油炸酥肉后突发呕血和黑便，引起呕血和黑便可能的原因是（　　）。

A. 脾功能亢进 B. 胃溃疡出血 C. 急性胃黏膜病变

D. 食管-胃底静脉曲张破裂出血 E. 十二指肠溃疡出血

20. 肝硬化患者合并上消化道大出血经止血治疗后，应高度警惕出现（　　）。

A. 腹水 B. 感染 C. 肝性脑病

D. 原发性肝癌 E. 胆石症

21. 肝硬化患者有出血倾向，与（　　）有关。

A. 维生素 C 缺乏 B. 维生素 E 缺乏 C. 发生弥散性血管内凝血

D. 毛细血管通透障碍 E. 凝血因子缺乏

22. 患者，男性，56 岁，肝硬化 15 年，突然出现神志恍惚、淡漠少言、口齿不清、嗜睡，应考虑（　　）。

A. 上消化道出血 B. 感染 C. 肝性脑病

D. 原发性肝癌 E. 电解质紊乱

23. 肝硬化患者门静脉高压主要表现为(　　)。

A. 腹水、脾大、黄疸

B. 腹水、脾大、侧支循环的建立和开放

C. 上消化道出血、脾大、侧支循环的建立和开放

D. 腹水、脾大、肾功能衰竭

E. 黄疸、腹水、侧支循环的建立和开放

24. 肝硬化患者 2 h 前呕血 1 000 mL,入院测血压 80/59 mmHg,脉搏 123 次/分,下列护理措施不妥的是(　　)。

A. 去枕平卧,头偏向一侧　B. 密切观察生命体征变化　C. 迅速建立静脉通路

D. 准备好抢救用物　E. 流质饮食

25. 肝硬化患者,57 岁,患病 9 年,此次因腹胀、尿少伴双下肢浮肿入院,该患者目前最主要的护理问题是(　　)。

A. 潜在并发症:肝性脑病　B. 体液过多　C. 体液不足

D. 焦虑　E. 气体交换受损

二、填空题

1. 失代偿期肝硬化主要有______和______两大表现。

2. 肝硬化患者面颈、上胸等部位可见蜘蛛痣,手掌大、小鱼际和指端长侧皮肤发红,称为______,其发生与______灭活减少有关。

3. 肝硬化最常见并发症为______,晚期最严重的并发症为______。

三、名词解释

肝硬化

四、简答题

1. 肝硬化患者的主要并发症有哪些?

2. 肝硬化患者的饮食护理需要注意哪些问题?

3. 简述对肝硬化患者腹水症状的护理措施。

五、病例分析题

患者,男性,49 岁。乏力,食欲缺乏半年,近 3 个月出现腹胀,进行性加重,体重无明显减轻。体格检查:巩膜轻度黄染,胸前可见 3 个蜘蛛痣,腹膨隆,移动性浊音(+),双下肢水肿。B 超示肝脏缩小,腹腔大量积液。乙肝五项指标:大三阳。

(1)该患者目前存在哪些护理问题?

(2)首优的护理问题是什么?

(3)如何针对首优问题进行护理?

参考答案

一、选择题

1.D 2.C 3.E 4.A 5.B 6.A 7.C 8.E 9.C 10.A 11.C
12.D 13.A 14.D 15.E 16.C 17.A 18.A 19.D 20.C 21.E 22.C
23.B 24.E 25.B

二、填空题

1. 肝功能减退　门静脉高压
2. 肝掌　雌激素
3. 上消化道出血　肝性脑病

三、名词解释

是一种或多种原因引起的，以肝组织弥漫性纤维化、假小叶和再生结节为组织学特征的进行性慢性肝病。

四、简答题

1. 上消化道出血，胆石症，感染，门静脉血栓形成或海绵样变，水、电解质和酸碱平衡紊乱，肝肾综合征，肝性脑病，原发性肝癌。
2. (1)给予高热量、高蛋白质、高维生素、易消化饮食，并根据病情变化及时调整。戒酒，避免刺激性强、粗纤维多和较硬的食物。必要时遵医嘱给予静脉补充足够的营养，如高渗葡萄糖液、复方氨基酸、白蛋白或新鲜血等。(2)食物中热量供应以碳水化合物为主，蛋白质每日 1～1.5 g/kg(肝性脑病除外)，以豆制品、鸡蛋、牛奶、鱼、鸡肉及瘦猪肉为主，以利于肝细胞修复和维持血浆白蛋白正常水平。肝功能显著损害或有肝性脑病先兆时，应限制或禁食蛋白质。病情好转后应选择植物蛋白质，如豆制品，因其含蛋氨酸、芳香族氨基酸和产氨氨基酸较少。多食新鲜蔬菜和水果。
3. (1)轻度腹水取平卧位，并可抬高下肢，以增加肝、肾血流量，改善肝细胞营养，提高肾小球滤过率，减轻水肿。大量腹水取半卧位，使膈肌下降，有利于呼吸运动，减轻呼吸困难和心悸，同时应避免使腹内压突然剧增的因素，如剧烈咳嗽、用力排便等。阴囊水肿者可用托带托起阴囊以利水肿消退。(2)限制水、钠摄入。遵医嘱给予低盐或无盐饮食，钠限制在 1.2～2 g/d；进水量限制在每天 1 000 mL 左右，如有显著低钠血症，则应限制在每天 500 mL 以内，向病人介绍尽量少食高钠食物。限钠饮食常使病人感到食物淡而无味，可适量添加柠檬汁、食醋等，改善口味，以增进食欲。腹水减退后，仍需限制钠的摄入，防止腹水再次出现。(3)遵医嘱用药，主要使用螺内酯和呋塞米。使用利尿剂时应注意维持水、电解质和酸碱平衡，利尿速度不宜过快，以每日体重减轻不超过 0.5 kg 为宜。(4)对大量腹水引起呼吸困难、心悸，且利尿效果不佳者可酌情放腹水或腹水浓缩回输。(5)准确记录 24 h 液体出入量，定期测量腹围和体重。密切监测血清电解质和酸碱度的变化，以便及时发现水、电解质紊乱和酸碱平衡紊乱。

五、病例分析题

(1)①体液过多：与肝功能减退、门静脉高压引起水钠潴留有关。②活动无耐力：与肝功能减退、大量腹水有关。③有皮肤完整性受损的危险：与双下肢水肿有关。

(2)体液过多：与肝功能减退、门静脉高压引起水钠潴留有关。

(3)①病人应以卧床休息为主，休息可以减少能量消耗，减轻肝脏代谢负担，增加肝脏血流量，有助于肝细胞修复，改善腹水。但卧床过久易引起消化不良和情绪不佳，应视病情安排适量的活动。②限制水、钠摄入。遵医嘱给予低盐或无盐饮食，钠限制在 1.2～2.0 g/d；进水量限制在每天 1 000 mL 左右，如有显著低钠血症，则应限制在每天 500 mL 以内。③准确记录 24 h 液体出入量，定期测量腹围和体重。密切监测血清电解质和酸碱度的变化，以便及时发现水、电解质紊乱和酸碱平衡紊乱。④遵医嘱用药。使用利尿剂时应注意维持水、电解质平衡和酸碱平衡，利尿速度不宜过快，以每日体重减轻不超过 0.5 kg 为宜。⑤协助医生做好腹腔穿刺放腹水或腹水浓缩回输。

第六节 肝性脑病病人的护理

知识提要

1. 肝炎后肝硬化是引起肝性脑病最常见的病因。
2. 肝性脑病常见的诱因有上消化道出血、手术、感染、大量排钾利尿、放腹水、高蛋白质饮食、使用镇静剂及麻醉药等。
3. 肝性脑病的临床过程分为五期，即潜伏期、前驱期、昏迷前期、昏睡期和昏迷期。
4. 肝性脑病患者应限制蛋白质摄入量，主食以碳水化合物为主。神志清醒后，最好给予植物蛋白质，如豆制品等。
5. 肝性脑病患者使用的灌肠液有生理盐水和弱酸性溶液，禁用肥皂水灌肠。
6. 肝性脑病伴腹水、心力衰竭者慎用谷氨酸钠，尿少时慎用谷氨酸钾。

习题

一、选择题

1. 肝性脑病暂停蛋白质饮食，护理措施中不妥的是（　　）。
   A. 意识障碍者禁食蛋白质，因为蛋白质可被分解产氨
   B. 神志清醒后可进少量蛋白质(20 g/d)
   C. 神志清醒后可增加蛋白质，每日逐渐达到 1 g/kg
   D. 如再度昏迷则禁用蛋白质
   E. 选用动物蛋白质为宜，因含必需氨基酸
2. 肝性脑病前驱期主要表现为（　　）。
   A. 昏睡　　B. 性格改变和行为失常　　C. 意识丧失
   D. 脑电图特征性异常　　E. 睡眠障碍
3. 李某，女性，60 岁，肝硬化 10 余年伴大量腹水，近日出现意识障碍、血氨增高、肝肾功能减退，下列治疗哪项不妥？（　　）
   A. 选用谷氨酸钠，降低血氨　　B. 精氨酸静脉滴注
   C. 口服乳果糖，降低肠道 pH，减少氨的形成和吸收　　D. 静脉注射新霉素
   E. 静脉注射 L-鸟氨酸-L-门冬氨酸时应控制滴速

4. 引起肝性脑病患者血氨增高的因素不包括(　　)。

A. 感染　　B. 便秘　　C. 过度精神紧张

D. 高蛋白质饮食　　E. 大量利尿

5. 有关肝性脑病患者饮食护理,错误的是(　　)。

A. 开始数日内禁食蛋白质,以碳水化合物为主

B. 神志清醒后,可逐步增加蛋白质

C. 蛋白质以优质动物蛋白质为好

D. 显著腹水者应限制钠盐摄入

E. 入液量应加以控制,一般为尿量加 1 000 mL/d

6. 肝性脑病患者,具有特征性的表现为(　　)。

A. 意识模糊　　B. 淡漠少言　　C. 扑翼样震颤

D. 定向力减退　　E. 运动失调

7. 肝性脑病患者用肥皂水灌肠可导致(　　)。

A. 腹水加重　　B. 腹泻加重　　C. 腹痛加重

D. 血氨的产生和吸收增加　　E. 肠出血

8. 肝性脑病昏迷期的主要表现为(　　)。

A. 意识模糊　　B. 性格及行为异常　　C. 扑翼样震颤

D. 幻觉　　E. 各种反射消失

9. 肝性脑病灌肠治疗时应禁用(　　)。

A. 清水　　B. 肥皂液　　C. 氯化钠溶液

D. 乳果糖　　E. 弱酸性溶液

10. 引起肝性脑病最常见的病因为(　　)。

A. 肝硬化　　B. 药物性肝炎　　C. 中毒性肝炎

D. 原发性肝癌　　E. 门体分流术

11. 肝性脑病患者不可能出现的表现为(　　)。

A. 定向力和理解力减退　　B. 性格行为异常　　C. 出现扑翼样震颤

D. 脑电图特征性异常　　E. 心前区疼痛

12. 患者,女性,51 岁,呕吐、腹泻 2 d,意识模糊,行为异常来就诊。查体:生命体征正常,有乙肝病史 20 年,胸部有蜘蛛痣,心、肺、腹未见异常,脾大,双上肢散在出血点,血糖 7.3 mmol/L,尿糖(+),尿酮体(-),尿镜检(-),最有价值的辅助检查是(　　)。

A. B 超　　B. 甲胎蛋白　　C. 磁共振

D. 血氨　　E. 乙肝五项

13. 肝性脑病患者口服乳果糖的目的是(　　)。

A. 抑制神经传导　　B. 保护脑细胞功能　　C. 降低肠道 pH

D. 增加营养　　E. 兴奋中枢,催醒

14. 肝性脑病患者经住院治疗后病情好转，遵医嘱可恢复蛋白质饮食，下列食物中宜选用的是（　　）。

A. 虾　　B. 鸡蛋　　C. 鱼

D. 动物内脏　　E. 豆浆

15. 肝性脑病患者的护理措施不当的是（　　）。

A. 烦躁时应用镇静剂　　B. 弱酸性溶液灌肠　　C. 控制肠道细菌感染

D. 禁蛋白质饮食　　E. 预防上消化道出血

16. 肝性脑病的病人禁蛋白质饮食是因为（　　）。

A. 不易消化　　B. 减少氨的吸收　　C. 促进氨的转化

D. 减少氨的生成　　E. 降低尿酸

17. 肝性脑病的病人出现躁动、神志不清时，为患者使用约束带有许多注意要点，但下列不妥的是（　　）。

A. 松紧合适　　B. 局部置衬垫　　C. 维护患者自尊

D. 注意被约束肢体的皮肤颜色　　E. 每 24 小时松解一次

18. 肝性脑病的病人禁用下列哪种维生素，因其可使多巴在周围神经处转化为多巴胺，减少中枢神经系统正常递质的传导？（　　）

A. 维生素 B_1　　B. 维生素 B_6　　C. 维生素 B_{12}

D. 维生素 C　　E. 维生素 D

二、填空题

1. 肝性脑病患者可用______或______溶液灌肠。
2. 肝性脑病患者长期口服新霉素可能导致______损害和肾毒性，因此患者服药时间不宜超过______。
3. 临床上将肝性脑分为潜伏期、______、______、______和______五期。

三、名词解释

肝性脑病

四、简答题

1. 简述可诱发肝性脑病的因素。
2. 简述肝性脑病患者的饮食护理措施。
3. 如何对肝性脑病患者进行健康教育？

参考答案

一、选择题

1. E　2. B　3. A　4. C　5. C　6. C　7. D　8. E　9. B　10. A　11. E　12. D　13. C　14. E　15. A　16. D　17. E　18. B

二、填空题

1. 生理盐水　弱酸性
2. 听力　1个月
3. 前驱期　昏迷前期　昏睡期　昏迷期

三、名词解释

是由严重肝病或门体分流引起的，以代谢紊乱为基础，中枢神经系统功能失调的综合征，临床表现轻者可仅有轻微的智力减退，严重者出现意识障碍、行为失常和昏迷。

四、简答题

1. 可诱发肝性脑病的因素有上消化道出血、外科手术、感染、大量排钾利尿、放腹水、高蛋白质饮食、便秘、使用镇静剂及麻醉药等。
2. (1)给予高热量饮食，保证每日热量供应5～6.7 MJ，防止因维持正氮平衡热量不够而蛋白质分解代谢加强，氨基酸生成及产氨增多。每日入液总量以不超过2 500 mL为宜，肝硬化腹水病人一般以尿量加1 000 mL为标准控制入液量。尽量减少脂肪的摄入，以免延缓胃排空。(2)蛋白质的摄入应遵循以下原则：急性起病数日内禁食蛋白质，神志清醒后蛋白质从每天20 g开始逐渐增加至每天1 g/kg。给予葡萄糖保证能量供应，昏迷者给予鼻饲。蛋白质补充以植物蛋白质为主，因其含芳香族氨基酸比较少，含支链氨基酸多。还可提供纤维素，有利于维护结肠的正常菌群及降低结肠的pH。(3)禁用维生素B_6，因其可使多巴在周围神经处转化为多巴胺，影响多巴进入脑组织，减少中枢神经系统正常递质的传导。
3. (1)疾病知识指导：指导病人避免肝性脑病的诱发因素，教会家属识别肝性脑病的先兆症状，以便及时就诊。(2)饮食指导：根据病情调整饮食，坚持合理的饮食原则，戒烟酒。(3)用药指导：指导病人按医嘱规定的剂量、用法服药，告知药物的主要不良反应及应对方法，定期随访复诊。

第七节 急性胰腺炎病人的护理

知识提要

1. 急性胰腺炎以胆道疾病为最常见的病因，酗酒和暴饮暴食等可使胰液分泌增加。
2. 腹痛为急性胰腺炎的主要表现和首发症状，疼痛常位于中上腹，向腰背部呈带状放射。
3. 胰腺炎患者出现低钙血症可引起手足抽搐，为预后不良的表现。
4. 重症急性胰腺炎患者出现烦躁不安、皮肤苍白、低血压等表现时提示可能发生休克。
5. 重症胰腺炎病人由于胰酶或坏死组织及出血沿腹膜间隙与肌层渗入腹壁下，致两侧腰部皮肤呈暗灰蓝色，称格雷·特纳(Grey Turner)征。出现脐周围皮肤青紫，称卡伦(Cullen)征。
6. 急性胰腺炎早期升高的是血清淀粉酶。
7. 重症急性胰腺炎患者绝对卧床休息，协助病人取弯腰屈膝侧卧位。
8. 急性胰腺炎患者禁食禁饮和胃肠减压是减少胰液分泌最重要的措施。
9. 急性胰腺炎患者腹痛时禁用吗啡，以免引起奥迪(Oddi)括约肌痉挛，加重病情。

习题

一、选择题

1. 急性胰腺炎患者，腹痛明显时应禁食、禁饮(　　)。
   A. 10 h　　B. 12 h　　C. 24 h
   D. 24～72 h　　E. 5～7 d
2. 处理急性胰腺炎患者的最重要措施是(　　)。
   A. 控制疼痛　　B. 抗感染　　C. 手术治疗
   D. 抑制胰液分泌　　E. 补液治疗
3. 在我国，急性胰腺炎最常见的病因是(　　)。
   A. 胆石症　　B. 腹部外伤　　C. 暴饮暴食
   D. 酗酒　　E. 服用利尿剂
4. 急性胰腺炎的主要症状是(　　)。
   A. 腹胀　　B. 呕吐　　C. 腹痛

D. 发热　　E. 低血压

5. 患者，男性，44 岁，饱食、大量饮酒后突然出现中上腹持续剧烈疼痛 4 h，伴反复恶心呕吐。查体：上腹部压痛，腹壁轻度紧张，血清淀粉酶明显增高，正确的护理措施是(　　)。

A. 端坐位休息　　B. 禁食 1～3 d　　C. 口渴时饮水

D. 进少量流质或半流质饮食　　E. 吗啡止疼

6. 急性胰腺炎的预防措施(　　)。

A. 用阿托品减少胰液分泌　　B. 服用制酸剂减少胃酸　　C. 治疗胆道疾病

D. 应用抑肽酶抑制胰酶活性　　E. 纠正水、电解质紊乱

7. 鉴别急性水肿性胰腺炎与出血坏死性胰腺炎的依据是(　　)。

A. 发热　　B. 恶心呕吐　　C. 腹痛

D. 腹胀　　E. 低血压或休克

8. 下列表现仅见于出血坏死性胰腺炎的是(　　)。

A. 上腹痛　　B. 腹胀　　C. 呕吐

D. 卡伦征　　E. 发热

9. 患者，男性，47 岁。与朋友聚餐大量饮酒、吃肉后出现上腹持续性刀割样疼痛，阵发性加剧，伴恶心呕吐、发热，体温 38.5 ℃。查血：血清淀粉酶超过正常值 4 倍，诊断为急性胰腺炎，护士收集的患者资料中与急性胰腺炎的发病有关的是(　　)。

A. 高血压家族史　　B. 睡眠欠佳　　C. 有胆绞痛史

D. 阑尾炎手术史　　E. 青霉素过敏史

10. 患者，男性，33 岁。上腹痛已 2 d，能忍受，但今天中午进食后疼痛剧烈，伴有呕吐，吐后疼痛不缓解，怀疑急性胰腺炎，病情处理不当可能出现最严重的情况是(　　)。

A. 胰腺脓肿　　B. 电解质紊乱　　C. 出血坏死性胰腺炎

D. 胰腺癌　　E. 发热

11. 胰腺炎患者准备出院，护士做健康指导不妥的是(　　)。

A. 防止蛔虫感染　　B. 每晚喝一两①白酒改善血液循环

C. 不暴饮暴食　　D. 戒烟　　E. 积极治疗胆道疾病

12. 急性胰腺炎预后不良的表现是(　　)。

A. 尿淀粉酶增高　　B. 低钾血症　　C. 低钙血症

D. 血清淀粉酶增高　　E. 代谢性碱中毒

13. 急性胰腺炎患者入院治疗 3 d 后，腹痛、呕吐基本消失，护士告知患者及家属此时的饮食应为(　　)。

A. 正常饮食　　B. 低脂、低糖流质饮食　　C. 高脂、高蛋白质流质饮食

D. 高热量、高蛋白质、高维生素流质饮食　　E. 可增加豆类食物的摄入

---

① 1 两＝50 g。

14. 能有效抑制胰液分泌的药物是(　　)。
A. 阿托品　　B. 抑肽酶　　C. 氧氟沙星
D. 哌替啶(杜冷丁)　　E. 加贝酯

15. 能减轻胰腺炎患者疼痛的体位是(　　)。
A. 平卧位　　B. 端坐位　　C. 头低足高位
D. 中凹卧位　　E. 弯腰屈膝侧卧位

二、填空题

1. 引起急性胰腺炎的病因很多,常见的有______、大量饮酒和______。
2. 急性胰腺炎患者禁食及胃肠减压的目的是______,并减轻呕吐与腹胀。
3. 急性胰腺炎患者禁用的止痛药物是______。
4. 急性胰腺炎患者剧烈呕吐可出现______中毒。

三、名词解释

急性胰腺炎

四、病例分析题

患者,男性,37 岁,酒后 3 h 剧烈腹痛。患者中午聚餐,饮 8 两白酒。下午出现剧烈持续的上腹部疼痛,并向腰背部呈带状放射,伴恶心呕吐,吐出食物和胆汁。查体:38.6 ℃,脉搏 89 次/分,血压 105/75 mmHg,左上腹压痛明显,无明显肌紧张。临床诊断为急性胰腺炎。

(1)该患者目前存在哪些护理问题?
(2)首优的护理问题是什么?
(3)如何针对首优问题进行护理?

参考答案

一、选择题

1. D　2. D　3. A　4. C　5. B　6. C　7. E　8. D　9. C　10. C　11. B　12. C
13. B　14. A　15. E

二、填空题

1. 胆道疾病　暴饮暴食
2. 减少胰液分泌
3. 吗啡
4. 代谢性碱

三、名词解释

是多种原因导致胰腺组织自身消化所致的胰腺水肿、出血及坏死等炎性损伤。

四、病例分析题

(1)①急性疼痛:腹痛与胰腺及周围组织炎症有关。②有体液不足的危险:与呕吐、禁食和胃肠减压有关。③恐惧:与起病急、腹痛剧烈及缺乏疾病的防治知识有关。

(2)急性疼痛:腹痛与胰腺及周围组织炎症有关。

(3)①绝对卧床休息:协助病人取弯腰屈膝侧卧位以减轻疼痛,注意防止病人坠床。②禁食和胃肠减压:禁食 1～3 d,当疼痛减轻,发热消退,血清、尿淀粉酶正常后可先给予少量无脂饮食,禁食期间遵医嘱补液治疗。③观察生命体征、意识状态和尿量:观察腹部症状和体征的变化;注意胃肠减压时引流物的性质和量;观察血清、尿淀粉酶及血清脂肪酶、血钙、血糖的变化,如有异常及时报告医生处理。④腹痛、恶心呕吐时给予相应的处理:腹痛时禁用吗啡,以免引起奥迪括约肌痉挛,加重病情。⑤遵医嘱用药:注意观察药物的疗效和不良反应。

第八节 上消化道出血病人的护理

知识提要

1. 上消化道大出血一般指在数小时内出血量超过 1 000 mL 或达到循环血容量的 20%，主要表现为呕血和(或)黑便，并伴有血容量减少而引起的急性周围循环衰减。
2. 消化性溃疡是上消化道出血最常见的病因。
3. 肝硬化患者食管-胃底静脉曲张破裂出血是上消化道出血最严重的病因。
4. 呕血与黑便是上消化道出血的特征性表现。黑便提示每日出血量在 50～100 mL。呕血提示胃内积血量在 250～300 mL。
5. 上消化道大出血患者呈休克状态时，表现为面色苍白、血压下降、呼吸急促、四肢湿冷、口唇发绀、心率加快、烦躁不安、尿量减少等。
6. 胃镜检查是上消化道出血的确诊手段。多在出血后 24～48 h 内做急诊胃镜检查。
7. 上消化道出血伴休克的患者首要的治疗措施是迅速建立静脉通路，补充血容量。
8. 上消化道大出血患者暂时禁食。食管-胃底静脉曲张破裂出血的病人，止血后限制蛋白质和钠的摄入。
9. 隐血试验阳性提示每天的出血量超过 5 mL。
10. 上消化道出血病人使用双气囊三腔管压迫止血期间，每隔 24 h 将气囊放气 15～30 min。

习题

一、选择题

1. 对呕血与黑便叙述正确的是(　　)。

A. 呕血一般不伴黑便　　B. 黑便一定伴呕血

C. 上消化道出血只有呕血　　D. 幽门以下上消化道出血可仅有黑便

E. 出血量在 3 mL 以下就可有黑便

2. 安置双气囊三腔管注意事项中，错误的是(　　)。

A. 插管后，先向胃气囊充气　　B. 持续压迫时间不能超过 24 h

C. 唾液、痰液不宜下咽　　D. 拔管前宜吞服适量石蜡油

E. 置管 48～72 h，如无出血即可拔管

3. 上消化道出血病因诊断的首选检查措施为(　　)。

A. 血常规　B. 胃镜检查　C. CT 检查

D. X 射线钡餐检查　E. 血红蛋白定量

4. 上消化道出血最常见的病因为(　　)。

A. 胆道疾病　B. 急性胃炎

C. 食管-胃底静脉曲张破裂　D. 消化性溃疡　E. 食管癌

5. 当患者出现呕血时，提示胃内出血量至少达到(　　)。

A. 5～10 mL　B. 50～100 mL　C. 150～200 mL

D. 250～300 mL　E. 350～400 mL

6. 需要做大便隐血试验的患者，试验前 3 d 应禁食(　　)。

A. 白菜　B. 土豆　C. 牛奶

D. 冬瓜　E. 猪血

7. 双气囊三腔管插入压迫止血(　　)应间断放气(　　)。

A. 6 h　放气 15～30 min　B. 10 h　放气 15～30 min　C. 24 h　放气 15～30 min

D. 36 h　放气 20～30 min　E. 48 h　放气 15～30 min

8. 当患者出现黑便时，提示出血量可能达到(　　)。

A. 5～10 mL　B. 50～100 mL　C. 150～250 mL

D. 250～300 mL　E. 350～400 mL

9. 患者，女性，39 岁，急诊入院，主诉上腹痛 2 d，今晨便血一次约 400 mL，伴晕倒，既往冠心病史 5 年。血压 93/66 mmHg，脉搏 97 次/分，抢救时禁用的是(　　)。

A. 西咪替丁　B. 生长抑素　C. 兰索拉唑

D. 垂体后叶素　E. 去甲肾上腺素

10. 患者，女性，60 岁，消化性溃疡 11 年，有多次出血史，本次出血后神志恍惚、四肢厥冷、无尿。血压 85/60 mmHg，判断出血量为(　　)。

A. 200～300 mL　B. 300～400 mL　C. 500～600 mL

D. 600～700 mL　E. >1 000 mL

11. 上消化道大出血患者的护理措施错误的是(　　)。

A. 密切观察生命体征的变化　B. 平卧，抬高下肢

C. 大出血患者应禁食　D. 做好口腔护理

E. 鼓励患者起床活动

12. 引起上消化道出血最严重的病因为(　　)。

A. 胆道疾病　B. 急性胃炎

C. 肝硬化食管-胃底静脉曲张破裂　D. 消化性溃疡

E. 食管癌

13. 患者，男性，53岁，消化性溃疡9年，与朋友聚餐大量饮酒后反复呕血数次，出现神志恍惚、口唇发绀、四肢厥冷、烦躁不安。血压90/60 mmHg，该病人目前最严重的护理问题为（　　）。
A. 潜在并发症：失血性休克
B. 有受伤的危险
C. 活动无耐力
D. 营养失调：低于机体需要量
E. 知识缺乏

14. 肝硬化引起的上消化道大出血患者的饮食护理措施不妥的是（　　）。
A. 暂停进食
B. 禁饮酒、浓茶
C. 禁用过甜、过酸的饮料
D. 止血后应补充足够的蛋白质
E. 限制钠盐的摄入

二、填空题

1. 上消化道出血的特征性表现为______与______。
2. 上消化道出血病因诊断首选检查方法为______，一般在出血后______内进行。

三、名词解释

上消化道大出血

四、简答题

如何判断上消化道出血病人有活动性出血或再次出血？

参考答案

一、选择题

1.D　2.E　3.B　4.D　5.D　6.E　7.C　8.B　9.D　10.E　11.E　12.C
13.A　14.D

二、填空题

1. 呕血　黑便
2. 胃镜检查　24～48 h

三、名词解释

一般指在数小时内出血量超过 1 000 mL 或达到循环血容量的 20%，主要表现为呕血和(或)黑便，并伴有血容量减少引起的急性周围循环衰竭。

四、简答题

(1)反复呕血，甚至呕吐物由咖啡色转为鲜红色。(2)黑便次数及量增多，或排出暗红色甚至鲜红色血便，伴肠鸣音亢进。(3)经积极输液、输血仍不能稳定血压和脉搏，或经过迅速输液、输血后，中心静脉压仍在下降。(4)血红蛋白、红细胞计数与血细胞比容继续下降，网织红细胞计数持续增高。(5)在补液足量、尿量正常的情况下，血尿素氮持续或再次增高。(6)原有脾大、门静脉高压的病人，在出血后常暂时性缩小，如不见脾恢复亦提示有继续出血。

（罗思熊）

第五章

泌尿系统疾病病人的护理

学习目标

识记

1. 列举泌尿系统疾病病人常见症状体征的护理措施。
2. 列举慢性肾小球肾炎病人的护理措施。
3. 描述肾病综合征病人的护理评估和护理措施。
4. 描述尿路感染病人的护理评估和护理措施。
5. 描述急性肾衰竭病人的护理评估和护理措施。
6. 描述慢性肾衰竭病人的护理评估和护理措施。

理解

1. 归纳尿路感染的病因及途径。
2. 叙述尿液细菌学检查的注意事项。
3. 叙述慢性肾衰竭的分期。

应用

1. 运用所学知识对尿路感染病人进行健康教育。
2. 阐述急性肾衰竭病人高钾血症的治疗配合。
3. 运用所学知识指导慢性肾衰竭病人进行病情自我监测。

第一节 泌尿系统疾病病人常见症状体征的护理

知识提要

1. 肾脏可以分泌肾素、前列腺素、促红细胞生成素等。
2. 女性由于尿道宽、短、直，后方又邻近肛门等原因，因而易患尿路感染。
3. 肾炎性水肿常因肾小球滤过率下降所致，多见于急、慢性肾小球肾炎，水肿首先发生在组织疏松部位，如晨起时眼睑与颜面水肿。
4. 肾病性水肿主要因大量蛋白尿使血浆胶体渗透压降低所致，多见于肾病综合征，水肿常呈全身性。
5. 24 h尿蛋白定量大于150 mg，称蛋白尿，24 h尿蛋白定量大于3.5 g，称为大量蛋白尿。
6. 少尿指24 h尿量少于400 mL；无尿指24 h尿量少于100 mL；多尿指24 h尿量多于2 500 mL；夜尿增多指夜间尿量超过白天尿量或夜间尿量超过750 mL，是肾浓缩功能减退的早期表现。
7. 尿路刺激征是指尿频、尿急、尿痛、排尿不尽感及下腹坠痛。

习题

一、选择题

1. 肾是由肾单位组成，组成每个肾的肾单位的数目是(　　)。
   A. 20万　　B. 25万　　C. 35万
   D. 50万　　E. 100万
2. 尿中白细胞为多少时对肾盂肾炎有诊断价值？(　　)
   A. 白细胞＞3/HP　　B. 白细胞＞4/HP　　C. 白细胞＞5/HP
   D. 白细胞＞7/HP　　E. 白细胞3～5/HP
3. 正常成人安静状态下双侧肾血流量约为(　　)。
   A. 600 mL/min　　B. 700 mL/min　　C. 800 mL/min
   D. 900 mL/min　　E. 1 000 mL/min

4. 24 h 出入量不需要记录的是(　　)。

A. 小便　　B. 大便　　C. 呕吐物

D. 汗液　　E. 环境的湿度

5. 肾炎性水肿的产生主要是与(　　)有关。

A. 肾小球滤过率降低　　B. 肾小管重吸收障碍　　C. 高血压

D. 血浆胶体渗透压降低　　E. 低蛋白血症

6. 肾炎性水肿最易出现的部位是(　　)。

A. 眼睑、颜面　　B. 胸腔、腹腔　　C. 双下肢

D. 背部、骶部　　E. 阴囊、会阴

7. 正常成人尿比重的范围是(　　)。

A. 1.010～1.020　　B. 1.015～1.025　　C. 1.020～1.030

D. 1.025～1.035　　E. 1.050～1.090

8. 蛋白尿指每日尿蛋白量持续超过(　　)。

A. 10 mg　　B. 20 mg　　C. 50 mg

D. 100 mg　　E. 150 mg

9. 肾炎性水肿病人盐的摄入量每天最好为(　　)。

A. 1～2 g　　B. 2～3 g　　C. 3～4 g

D. 4～5 g　　E. 5～9 g

10. 引起肾病性水肿最主要的病因是(　　)。

A. 毛细血管通透性增加　　B. 肾小球滤过率下降　　C. 肾小管重吸收增多

D. 抗利尿激素分泌增加　　E. 血浆胶体渗透压降低

二、填空题

1. 尿路刺激征是指多种原因引起的______、______、______、______。

2. 正常尿量______,少于______为少尿,少于______为无尿。

三、名词解释

镜下血尿

四、简答题

简述肾源性水肿的分类及各自的特点。

参考答案

一、选择题

1.E 2.C 3.E 4.E 5.A 6.A 7.B 8.E 9.B 10.E

二、填空题

1. 尿频 尿急 尿痛 排尿不尽感及下腹坠痛

2. 1 000～2 000 mL/d 400 mL/d 100 mL/d

三、名词解释

新鲜尿沉渣每高倍视野的红细胞计数超过 3 个，或 1 h 尿红细胞计数超过 10 万，称为镜下血尿。

四、简答题

肾源性水肿的分为肾炎性水肿和肾病性水肿。特点：(1)肾炎性水肿多从眼睑、颜面部开始，重者波及全身，指压凹陷不明显；(2)肾病性水肿多从下肢部位开始，水肿常呈全身性、体位性，指压凹陷明显。

第二节　慢性肾小球肾炎病人的护理

知识提要

1. 慢性肾小球肾炎发病的起始原因是免疫介导性炎症。
2. 蛋白尿是慢性肾小球肾炎必有的表现，尿蛋白定量为1～3 g/d。
3. 轻中度水肿为肾炎性水肿典型表现，即早晨眼睑、颜面水肿明显，下午及晚上双下肢水肿明显。
4. 肾功能损害呈慢性进行性损害，最终将发展为慢性肾衰竭。
5. 严重高血压可致高血压脑病、高血压心脏病及高血压危象。血压控制的目标是130/80 mmHg以下。容量依赖性高血压首选药物为利尿剂；肾素依赖性高血压首选药物为血管紧张素转换酶抑制剂和血管紧张素Ⅱ受体拮抗剂。服用血管紧张素转换酶抑制剂应注意监测血钾水平，肾衰竭患者慎用。注意干咳等不良反应，避免使用肾毒性药物（如庆大霉素、阿米卡星等）。
6. 低蛋白质、低磷饮食，可减轻肾小球内高压、高灌注及高滤过状态，延缓肾小球硬化和肾功能衰退。

习题

一、选择题

1. 关于慢性肾小球肾炎的发病机制，以下选项描述正确的是（　　）。
   A. 病毒直接感染人　B. 超负荷蛋白质饮食所致　C. 代谢紊乱所致
   D. 高血压所致　E. 免疫介导的炎症反应
2. 患者，男性，56岁，反复水肿6年，近半年来血压明显升高，血尿素氮（BUN）35 mmol/L。护士向其解释血压升高的主要原因应是（　　）。
   A. 水钠潴留　B. 肾动脉痉挛　C. 肾素活性增高
   D. 肾动脉硬化　E. 前列腺素分泌过多
3. 患者，女性，26岁，因慢性肾小球肾炎入院。患者全身水肿明显，尿蛋白（＋＋＋＋）。该患者血液检查，可能出现（　　）。

A. 血红蛋白升高　B. 内生肌酐清除率下降　C. 血尿素氮下降
D. 血肌酐下降　E. 血脂下降

4. 慢性肾小球肾炎卧床休息的主要目的是(　　)。
A. 解除焦虑情绪　B. 促进肾对水钠的重吸收　C. 增加肾血流量
D. 增加蛋白质的重吸收　E. 减轻膀胱刺激征

5. 患者,女性,40 岁,慢性肾小球肾炎病史 8 年,因反复发作病情逐渐加重,患者非常焦虑,常无故发脾气。护士应针对患者目前的情况采取必要的护理措施,其中重要性最低的是(　　)。
A. 密切观察患者的心理活动
B. 向患者讲解慢性肾小球肾炎的病因
C. 加强与患者沟通,增加信任感
D. 取得家属配合,做好患者的疏导工作
E. 请病区里同样疾病的其他患者一起安慰患者

6. 患者,男性,20 岁,慢性肾小球肾炎。入院评估:患者初中文化,踝部水肿明显,尿蛋白(+)。经治疗患者症状消失,拟于明日出院。下列提示护理措施存在缺陷的是(　　)。
A. 打算出院后长期低盐饮食
B. 未发现感染等并发症
C. 能说出药物的作用及不良反应
D. 能说出自我护理的方法
E. 全身未见水肿

7. 慢性肾小球肾炎必有的临床表现是(　　)。
A. 蛋白尿　B. 中度以上高血压　C. 肉眼血尿
D. 水肿　E. 低蛋白血症

8. 患者,女性,40 岁,因反复出现蛋白尿(+～++),镜下血尿,轻度水肿入院,查血压 175/100 mmHg,血肌酐持续升高,应考虑(　　)。
A. 急性肾小球肾炎　B. 肾病综合征　C. 急性肾盂肾炎
D. 慢性肾小球肾炎　E. 慢性肾盂肾炎

9. 慢性肾小球肾炎患者的饮食应该是(　　)。
A. 低蛋白质、低磷　B. 高蛋白质　C. 高糖
D. 低脂肪　E. 低糖

10. 慢性肾小球肾炎常见的发病机制与(　　)有关。
A. 链球菌感染引起的化脓性炎症
B. 病毒感染引起的非化脓性炎症性疾病
C. 急性肾小球肾炎迁延不愈所致疾病
D. 感染后引起的免疫反应性炎症

E. 先天性免疫反应性炎症

11. 治疗慢性肾小球肾炎的主要目的是(　　)。

A. 防止肾功能进行性恶化　B. 消除蛋白尿　C. 消除血尿

D. 消除水肿　E. 控制血压在正常范围内

12. 慢性肾小球肾炎病人，血压正常，全身水肿，尿蛋白(＋＋＋＋)，血肌酐正常，血浆白蛋白 20 g/L，饮食最好保持(　　)。

A. 低盐、高蛋白　B. 高蛋白、不限制盐　C. 低盐、低量优质蛋白

D. 低蛋白、不限制盐　E. 低盐、正常量优质蛋白

13. 慢性肾小球肾炎的健康指导，不正确的是(　　)。

A. 高蛋白质饮食　B. 避免妊娠　C. 预防感染

D. 避免过度劳累　E. 避免使用对肾脏有损害的药物

14. 患者，男性，36 岁，患慢性肾小球肾炎已 4 年，近日发现尿少。准备做内生肌酐清除率测定，试验前 3 d 病人应禁食(　　)。

A. 肉类　B. 蔬菜　C. 豆制品

D. 水果　E. 含铁的食物

15. 患者，男性，47 岁，患慢性肾小球肾炎 6 年，因水肿明显给予噻嗪类利尿剂治疗，观察病情时，应特别注意有无(　　)。

A. 低钠血症　B. 低镁血症　C. 高钙血症

D. 高钠血症　E. 低钾血症

二、填空题

慢性肾小球肾炎的主要临床表现有______、______、______、血尿和肾功能损害。

三、名词解释

慢性肾小球肾炎

四、简答题

慢性肾小球肾炎的典型表现包括哪些？

五、病例分析题

患者，男性，50 岁，发现蛋白尿、颜面浮肿、乏力 2 年。3 d 前因上呼吸道感染使症状加重，伴头昏、剧烈头痛、视物模糊，病人担心预后不佳。查体：体温 36.7 ℃，脉搏 82 次/分，呼吸 20 次/分，血压 150/100 mmHg，面色苍白，双下肢凹陷性水肿。尿检：尿蛋白(＋＋)、红细胞(＋＋)；血常规：红细胞 3.0×10^{12}/L、血红蛋白 90 g/L。初步诊断为慢性肾小球肾炎。

(1)请提出 5 个护理诊断。

(2)请简述对患者的饮食护理措施。

参考答案

一、选择题

1.E　2.A　3.B　4.C　5.B　6.A　7.A　8.D　9.A　10.D　11.A　12.C
13.A　14.A　15.E

二、填空题

蛋白尿　水肿　高血压

三、名词解释

简称慢性肾炎，是一组以蛋白尿、血尿、高血压、水肿为基本临床表现的肾小球疾病。

四、简答题

(1)蛋白尿是本病必有的表现；(2)血尿多为镜下血尿，也可以出现肉眼血尿；(3)水肿多为眼睑、颜面和(或)下肢轻中度水肿，一般无体腔积液；(4)中度以上的高血压如果控制不好，肾功能恶化较快，预后较差；(5)尿量异常；(6)肾功能损害。

五、病例分析题

(1)①体液过多：与肾小球滤过率降低导致水钠潴留有关。②营养失调：营养物质低于机体需要量与摄入量减少、肠道吸收障碍有关。③有感染的危险：与大量蛋白质丢失，抵抗力下降有关。④焦虑：担心疾病的预后和复发。⑤知识缺乏：缺乏有关防治肾炎的知识。

(2)①高维生素、高热量饮食，戒烟酒；②若有肾功能减退，给予优质蛋白质、低磷饮食；③若有明显水肿、高血压，应限制盐的摄入(2～3 g/d)，控制液体入量(前一日尿量加 500 mL)。

第三节　肾病综合征病人的护理

知识提要

1. 肾病综合征是由多种肾脏疾病引起的具有以下共同临床表现的一组综合征：大量蛋白尿（尿蛋白定量＞3.5 g/d）、低蛋白血症（血浆白蛋白＜30 g/L）、水肿和高脂血症。
2. 原发性肾病综合征是指原发于肾脏本身的肾小球疾病，其发病机制为免疫介导性炎症所致的肾损害。
3. 大量蛋白尿是肾病综合征最重要的病理生理改变，患者表现为尿液中出现大量泡沫。
4. 水肿是最常见的体征，因低蛋白血症导致血浆胶体渗透压降低所致，严重者出现胸腔、腹腔和心包积液。
5. 感染是最常见的并发症，也是疗效不佳和复发的主要原因之一。并发血栓和栓塞，以肾静脉血栓最多见。
6. 肾病综合征首选的治疗药物是糖皮质激素。应用原则：起始足量，缓慢减药，长期维持。
7. 糖皮质激素常见副作用有水钠潴留、血压升高、血糖升高、消化道出血、骨质疏松、继发感染等。环磷酰胺是目前常用的细胞毒药物，适用于激素无效或拮抗的病人。常见副作用有出血性膀胱炎、骨髓抑制、肝功能损害、脱发等。环孢素 A 适用于难治性肾病综合征。
8. 采用优质蛋白质饮食，热量要保证，多食富含不饱和脂肪酸的食物。

习题

一、选择题

1. 肾病综合征最重要的病理生理改变是（　　）。
   A. 动脉粥样硬化　　B. 大量蛋白尿　　C. 低蛋白血症
   D. 血栓、栓塞　　E. 高脂血症
2. 不会出现血尿的疾病是（　　）。
   A. 膀胱炎　　B. 输尿管结石　　C. 肾病综合征

D. 肾结核　　E. 膀胱肿瘤

3. 蛋白尿是指 24 h 尿蛋白定量持续超过(　　)。

A. 60 mg　　B. 70 mg　　C. 100 mg

D. 150 mg　　E. 200 mg

4. 患儿，男性，12 岁，全身浮肿半月，血压 115/75 mmHg，血红蛋白 110 g/L，血清蛋白 20 g/L，尿检结果显示：尿蛋白(+++)，透明管型 3～4/HP，24 h 尿蛋白 20 g/L。应用泼尼松和环磷酰胺治疗后，尿蛋白仍为(+++)，水肿无减轻，最好(　　)。

A. 加大泼尼松剂量　　B. 加用双嘧达莫　　C. 加用环孢素 A

D. 输入白蛋白　　E. 加用氢氯噻嗪

5. 患儿，男性，8 岁，因面部及双下肢凹陷性水肿及大量蛋白尿诊断为原发性肾病综合征。给予肾上腺皮质激素治疗半年，出现水肿减轻、食欲增加、双下肢疼痛，最应关注的药物不良反应是(　　)。

A. 高血压　　B. 胃肠道反应　　C. 血糖升高

D. 诱发或加重感染　　E. 骨质疏松

6. 肾病综合征常见的并发症是(　　)。

A. 肾静脉血栓　　B. 尿路感染　　C. 肺栓塞

D. 心力衰竭　　E. 急性肾衰竭

7. 原发性肾病综合征，目前比较肯定的病因是(　　)。

A. 遗传因素　　B. 过敏因素　　C. 免疫因素

D. 理化因素　　E. 感染因素

8. 肾病综合征病人尿蛋白定量每天大于(　　)。

A. 1.5 g　　B. 2.0 g　　C. 2.5 g

D. 3.0 g　　E. 3.5 g

9. 肾病综合征最突出的体征应该是(　　)。

A. 高血压　　B. 水肿　　C. 肾区叩击痛

D. 嗜睡　　E. 昏迷

10. 导致肾病综合征疗效不佳和复发的主要并发症是(　　)。

A. 感染　　B. 肾静脉血栓　　C. 下肢血栓

D. 急性肾衰竭　　E. 休克

11. 肾病综合征水肿的特点是(　　)。

A. 不会出现心包积液　　B. 一般不严重　　C. 无胸腔积液

D. 下肢水肿明显　　E. 眼睑、面部水肿为主

12. 肾病综合征治疗首选的药物是(　　)。

A. 泼尼松　　B. 长春新碱　　C. 阿霉素

D. 环孢素 A　　E. 阿糖胞苷

13. 肾病综合征最常见的高脂血症是(　　)。

A. 高胆固醇血症　　B. 高低密度脂蛋白血症　　C. 高甘油三酯血症

D. 极低密度脂蛋白血症　　E. 高乳糜微粒血症

14. 治疗肾病综合征蛋白尿的药物是(　　)。

A. 呋塞米　　B. 糖皮质激素　　C. 白蛋白

D. 环磷酰胺　　E. 卡托普利

二、填空题

肾病综合征的主要临床特点有______、______、______、______。

三、名词解释

肾病综合征

四、病例分析题

患者,男性,30 岁,颜面浮肿 9 d,全身凹陷性水肿 3 d。病人对预后十分担心。查体:体温 36.2 ℃,脉搏 92 次/分,呼吸 25 次/分,血压 150/95 mmHg,血浆蛋白 20 g/L,尿蛋白(++++),血胆固醇 18.8 mmol/L,初步诊断:原发性肾病综合征。

(1)请提出 5 个护理诊断。

(2)请对患者进行饮食指导。

参考答案

一、选择题

1. B　2. C　3. D　4. C　5. E　6. B　7. C　8. E　9. B　10. A　11. D　12. A
13. A　14. E

二、填空题

大量蛋白尿　低蛋白血症　水肿　高脂血症

三、名词解释

是以大量蛋白尿(尿蛋白>3.5 g/d)、低蛋白血症(血浆白蛋白<30 g/L)、水肿和高脂血症为临床表现的一组综合征。

四、病例分析题

(1)①体液过多:与大量蛋白尿、血浆胶体渗透压过低、肾血流量减少、滤过率降低有关。②营养失调:营养物质低于机体需要量与大量蛋白质丢失、食欲下降有关。③活动无耐力:与低蛋白血症、体质虚弱有关。④焦虑:与疾病反复发作和担心治疗效果及预后有关。⑤有皮肤完整性受损的危险:与皮肤高度水肿有关。⑥有感染的危险:与抵抗力下降、激素及免疫抑制剂的应用有关。

(2)①肾功能正常者摄入正常量 1 g/(kg・d)的优质蛋白,肾功能减退者则给予低优质蛋白饮食。②少进食富含饱和脂肪酸的食物如动物油脂,多吃富含不饱和脂肪酸的食物如芝麻油、鱼油等,以及富含可溶性纤维的食物如燕麦,以控制高脂血症。③保证足够的热量,不少于 125.5 kJ/(kg・d),主要由糖供给。④低盐饮食,钠的摄入量 2～3 g/d。⑤水的摄入量应根据病情而定,高度水肿而尿量少者应严格控制入量,准确记录出入量。⑥及时补充各种维生素及微量元素如铁、钙等。

第四节　尿路感染病人的护理

知识提要

1. 引起肾盂肾炎的致病菌是革兰氏阴性杆菌，以大肠埃希氏菌最常见。
2. 感染途径有四种：上行感染、血行感染、直接感染和淋巴道感染。最常见的感染途径是上行感染。
3. 尿标本的选取应注意：清洁、新鲜、中段、晨尿。
4. 多饮水，不憋尿是简便而有效地预防尿路感染的措施。每日饮水量在 2 000 mL 以上。
5. 抗生素疗程一般 10～14 d，症状完全消失，尿检阴性后再用药 3～5 d。

习题

一、选择题

1. 患者，男性，公司职员，每天工作 10 h，1 d 前突然出现尿频、尿急、尿痛，体温 38.5 ℃，诊断肾盂肾炎，最可能的感染途径是（　　）。

   A. 上行感染　　B. 血行感染　　C. 淋巴系统播散
   D. 直接感染　　E. 呼吸系统感染

2. 对肾盂肾炎患者进行健康指导不正确的是（　　）。

   A. 鼓励多饮水、勤排尿　　B. 防止劳累及便秘　　C. 定期复查尿液
   D. 急性期治愈后口服小剂量抗生素预防复发
   E. 女性患者治愈后 1 年内避孕

3. 鼓励肾盂肾炎患者多饮水的主要目的是（　　）。

   A. 加速退热　　B. 减少药物不良反应　　C. 维持体液平衡
   D. 促进细菌毒素排出　　E. 冲洗尿路

4. 肾盂肾炎主要的治疗方法是（　　）。

   A. 休息　　B. 解痉止痛　　C. 应用抗生素药物
   D. 多饮水　　E. 使用糖皮质激素

5. 尿路刺激征护理错误的是(　　)。

A. 多饮水、勤排尿　B. 随时清洁尿道口　C. 卧床休息

D. 碱化尿液减轻尿路刺激征

E. 避免应用阿托品类的药物

6. 患者,女性,27 岁,寒战 2 d,左肾叩击痛,尿检白细胞(+++),白细胞管型 1 个/高倍视野。该病人可能的诊断是(　　)。

A. 急性肾小球肾炎　B. 慢性肾小球肾炎急性发作

C. 单纯下尿路感染　D. 急性肾盂肾炎　E. 慢性肾盂肾炎

7. 张女士,28 岁,寒战 2 d,右肾叩击痛,尿检白细胞(+++),白细胞管型 1 个/高倍视野,最有效的护理措施是(　　)。

A. 多饮水　B. 遵医嘱使用抗生素　C. 卧床休息

D. 物理降温　E. 心理护理

8. 患者,女性,28 岁,已婚,突然寒战、高热,伴尿频、尿急、尿痛 2 d,体温 39.8 ℃,左肾叩击痛,烦躁不安。目前最主要的护理诊断及合作性问题是(　　)。

A. 体温过高　B. 焦虑　C. 潜在并发症:药物副作用

D. 潜在并发症:慢性肾衰　E. 疼痛:尿痛、肾区痛

9. 患者,男性,34 岁,因急性尿路感染已口服抗生素治疗。进行尿液细菌培养检查前,应嘱患者停用抗生素(　　)。

A. 1 d　B. 3 d　C. 5 d

D. 7 d　E. 10 d

10. 肾盂肾炎最常见的致病菌是(　　)。

A. 大肠埃希氏菌　B. 葡萄球菌　C. 变形杆菌

D. 肠球菌　E. 粪链球菌

二、填空题

引起肾盂肾炎最常见的致病菌是______,最常见的感染途径是______。

三、名词解释

尿路感染

四、简答题

1. 简述采集尿标本的注意事项。
2. 尿路感染大量饮水的作用有哪些?
3. 尿路感染的途径有哪些?
4. 尿路感染的易感因素有哪些?

参考答案

一、选择题

1. A　2. D　3. D　4. C　5. E　6. D　7. B　8. A　9. C　10. A

二、填空题

大肠埃希氏菌　上行感染

三、名词解释

简称尿感，是由于各种病原微生物感染所引起的尿路急、慢性炎症，多见于育龄女性、老年人、免疫功能低下者。

四、简答题

1. (1)应在应用抗生素之前或停用抗生素 5 d 后留取尿标本。(2)取清晨第一次(尿液在膀胱内停留 6～8 h 以上)清洁、新鲜的中段尿送检。(3)留取尿标本时，应进行无菌操作，充分清洁外阴或包皮，消毒尿道口，用无菌试管留取中段尿，并在 1 h 内做细菌培养，否则需冷藏保存。(4)尿标本中勿混入消毒药液，女性病人留尿时，注意避开月经期，防止阴道分泌物及经血混入。
2. 鼓励病人多饮水，每日饮水量不少于 2 000 mL，且每 2～3 小时排尿 1 次，以增加尿量，冲洗膀胱和尿道，促进细菌毒素和炎性分泌物排出。
3. (1)上行感染：最常见；(2)血行感染；(3)直接感染；(4)淋巴道感染。
4. (1)尿路梗阻，如结石、肿瘤等。(2)尿路畸形，如肾、肾盂、输尿管畸形，多囊肾，马蹄肾等。(3)机体抵抗力降低，如糖尿病或长期应用糖皮质激素的患者等。(4)女性尿道短直而宽，括约肌收缩力弱，尿道口与肛门、阴道邻近，女性月经期、妊娠期、绝经期因内分泌等改变而更易发病。(5)泌尿系统局部损伤与防御机制的破坏，如外伤、手术、做逆行肾盂造影和导尿操作时，导致黏膜损伤使细菌进入深部组织而发病。

第五节 急性肾衰竭病人的护理

知识提要

1. 病因有:(1)肾前性主要原因是有效循环血量减少,肾灌注减少,如上消化道大出血。(2)肾性多见于急性肾小管坏死,如急性挤压伤,急性肾毒性物质。(3)肾后性多见于急性尿路梗阻。
2. 少尿期持续1～2周,可有高钾血症、高磷血症、高镁血症、低钙血症、低钠血症、低氯血症(“三高三低”)以及代谢性酸中毒。其中高钾血症是最严重的并发症,是最常见的死亡原因。
3. 多尿期每天尿量可达3 000 mL或以上,是肾功能开始恢复的标志。
4. 高血钾的预防:(1)尽量避免食用含钾较多的食物或药物。(2)禁用库存血。
5. 血钾>6.5 mmol/L时的应急处理:(1)静脉注射10%葡萄糖酸钙。(2)静脉注射5%碳酸氢钠。(3)50%葡萄糖+胰岛素静脉注射。(4)口服钠型离子交换树脂。(5)透析是最有效的方法。

习题

一、选择题

1. 患者,男性,53岁。房屋倒塌致大腿挤压伤、急性肾衰竭。按原因分类,其肾衰竭属于(　　)。

A. 肾性肾衰竭　　B. 肾后性肾衰竭　　C. 肾前性肾衰竭
D. 暂时性肾衰竭　　E. 创伤性肾衰竭

2. 急性肾衰竭患者少尿期易出现电解质紊乱,其中最严重的是(　　)。

A. 高钠血症　　B. 高磷血症　　C. 高钙血症
D. 低氯血症　　E. 高钾血症

3. 肾衰竭少尿期的患者补液时,观察体液过多的表现不包括(　　)。

A. 体重增加0.5 kg/d　　B. 血钠140 mmol/L　　C. 中心静脉压(CPV)15 cmH_2O
D. 心率增快,呼吸急促　　E. 胸片示肺充血

4. 急性肾衰竭最常见的类型是(　　)。

A. 急性肾间质病变　B. 急性肾小球坏死　C. 急性肾小管坏死

D. 肾微血管疾病　E. 急性尿路结石

5. 急性肾衰竭最常见的电解质紊乱是(　　)。

A. 低钾血症　B. 高钾血症　C. 低钙血症

D. 高磷血症　E. 高钠血症

6. 下列有关高钾血症的处理措施中最有效的是(　　)。

A. 透析治疗

B. 10%葡萄糖酸钙 10～20 mL 稀释后缓慢静脉注射

C. 50%葡萄糖 50～100 mL 加胰岛素 16～20 U 静脉滴注

D. 5%碳酸氢钠 100～200 mL 静脉滴注

E. 钠型离子交换树脂 15～30 g 口服

7. 为保证肾损伤病人的正氮平衡,热量供给的范围是(　　)。

A. >115 kJ/(kg・d)　B. >125 kJ/(kg・d)　C. >147 kJ/(kg・d)

D. >157 kJ/(kg・d)　E. >167 kJ/(kg・d)

8. 下列哪项症状提示高钾血症?(　　)

A. 抽搐　B. 昏迷　C. 腹胀

D. 心律不齐　E. 出血倾向

9. 急性肾衰竭病人出现深长呼吸、恶心、呕吐、疲乏及嗜睡等表现说明发生了(　　)。

A. 酸中毒　B. 碱中毒　C. 呼吸衰竭

D. 低钠血症　E. 高钾血症

10. 急性肾衰竭少尿期最常见的死亡原因是(　　)。

A. 尿毒症　B. 出血倾向　C. 水中毒

D. 代谢性酸中毒　E. 高钾血症

11. 急性肾衰竭少尿期护理不正确的是(　　)。

A. 高蛋白质饮食　B. 禁输库存血　C. 记录出入量

D. 限制摄入量　E. 禁含钾食物和药物

12. 急性肾衰竭少尿期一般持续(　　)。

A. 3～5 d　B. 6～9 d　C. 7～14 d

D. 14～20 d　E. 18～20 d

13. 属于肾后性急性肾衰竭病因的是(　　)。

A. 烧伤　B. 严重创伤　C. 高蛋白质饮食

D. 上呼吸道感染　E. 双侧尿路结石

14. 急性肾衰竭病人可选择的抗生素是(　　)。

A. 青霉素　　B. 两性霉素 B　　C. 新霉素

D. 卡那霉素　　E. 阿米卡星

15. 患者，女性，56 岁，于盆腔肿瘤切除术后 12 h 出现少尿，血素氮 14 mmol/L，肌酐 178 μmol/L，尿比重 1.025，尿钠 13 mmol/L，尿量减少最可能的原因是(　　)。

A. 肾性急性肾衰竭　　B. 肾后性急性肾衰竭　　C. 肾前性急性肾衰竭

D. 急性肾小管坏死　　E. 慢性肾衰竭

二、填空题

急性肾衰竭根据其病因分为______、______、______。

三、名词解释

急性肾衰竭

参考答案

一、选择题

1. A　2. E　3. B　4. C　5. B　6. A　7. C　8. D　9. A　10. E　11. A　12. C　13. E　14. A　15. C

二、填空题

肾前性　肾性　肾后性

三、名词解释

是指由于各种原因引起的肾功能快速下降而出现的临床综合征。

第六节 慢性肾衰竭病人的护理

知识提要

1. 我国慢性肾衰竭的最常见病因是慢性肾小球肾炎。
2. 尿毒症期血肌酐＞707 μmol/L。
3. 食欲减退是慢性肾衰竭最常见、最早期的表现。
4. 贫血是尿毒症的必有症状，为正细胞正色素性贫血，主要原因为促红细胞生成素减少。血红蛋白多在 80 g/L 以下，白细胞与血小板正常偏低。
5. 皮肤干燥、瘙痒系尿素霜沉着刺激皮肤所致。
6. 水、电解质紊乱可出现：(1)水肿、脱水；(2)高钠血症；(3)高钾血症；(4)高磷血症、低钙血症。
7. 给予高热量、高维生素、优质低蛋白、低磷高钙饮食。
8. 尿沉渣见到蜡样管型对慢性肾衰竭的诊断有意义。

习题

一、选择题

1. 慢性肾衰竭最常见的病因是(　　)。

A. 慢性肾小球肾炎　　B. 肾盂肾炎　　C. 肾囊肿
D. 肾小动脉坏死　　E. 肾病综合征

2. 慢性肾衰竭患者会发生手足抽搐的情况是(　　)。

A. 并发高血压　　B. 并发上呼吸道感染　　C. 补充优质蛋白
D. 补充电解质　　E. 纠正酸中毒并发低钙血症

3. 下列慢性肾衰竭的治疗措施中，其作用是纠正酸中毒，但又有预防手足抽搐的措施是(　　)。

A. 进食含磷丰富的食物　　B. 预防感染　　C. 纠正贫血
D. 降压　　E. 补钙

4. 患者，男性，50 岁，慢性肾衰竭 3 年。1 个月前出现进餐后上腹饱胀、恶心、呕吐，加重

2 d。查体：尿量减少，内生肌酐清除率 20 mL/min。目前正确的饮食方案是(　　)。

A. 高钠饮食　B. 高钾饮食　C. 高脂饮食
D. 高蛋白饮食　E. 高热量饮食

5. 患者，男性，60 岁，近年来反复血尿、蛋白尿，测血压 180/110 mmHg，血肌酐 404 μmol/L，诊断慢性肾衰竭，护理措施最重要的是每天(　　)。

A. 测量血压一次　B. 留尿常规一次　C. 准确记录出入量
D. 测量体温一次　E. 做心电图一次

6. 患者男性，60 岁，反复蛋白尿、水肿 5 年。近日查血红蛋白 60 g/L，血肌酐 807 μmol/L，尿素氮升高，该患者发生贫血的主要原因是(　　)。

A. 肾脏产生红细胞生成素减少　B. 造血原料缺乏
C. 血液透析过程失血　D. 红细胞寿命缩短　E. 骨髓抑制

7. 发达国家慢性肾衰竭最常见的病因是(　　)。

A. 慢性肾小球肾炎　B. 糖尿病肾病　C. 狼疮性肾炎
D. 高血压肾病　E. 梗阻性肾病

8. 尿毒症最早和最突出的临床表现是(　　)。

A. 高钾血症或低钾血症　B. 高钠血症　C. 抽搐
D. 高血压　E. 厌食、恶心

9. 慢性肾衰竭病人发生心力衰竭的主要原因是(　　)。

A. 心肌炎　B. 心肌病　C. 血容量不足
D. 感染　E. 水钠潴留

10. 慢性肾衰竭病人最常见的感染是(　　)。

A. 肺部感染　B. 皮肤疖痈　C. 颅内感染
D. 口腔感染　E. 消化道感染

11. 反映肾小球滤过功能最可靠的指标是(　　)。

A. 血尿素氮　B. 内生肌酐清除率　C. 血肌酐
D. 血尿酸　E. 尿肌酐

12. 慢性肾衰竭皮肤瘙痒，清洁皮肤应用的消毒剂是(　　)。

A. 温水　B. 肥皂水　C. 消毒剂
D. 清洁剂　E. 酒精

13. 慢性肾衰竭的贫血为(　　)。

A. 大细胞低色素性贫血　B. 正细胞低色素性贫血　C. 正细胞正色素性贫血
D. 大细胞正色素性贫血　E. 大细胞低色素性贫血

14. 慢性肾衰竭患者属于肾脏内分泌功能障碍的表现是(　　)。

A. 贫血　B. 食欲缺乏　C. 氮质血症
D. 神经症状　E. 代谢性酸中毒

15. 患者，男性，62 岁，慢性肾衰竭尿毒症晚期，查各项化验指标异常，下列情况需首先处理的是（　　）。

A. 血红蛋白 55 g/L　　B. 血尿素氮 40 mmol/L

C. 血钾 7.2 mmol/L　　D. 血清肌酐 445 μmol/L

E. 二氧化碳结合力（CO_2CP）18 mmol/L

16. 患者，男性，49 岁，诊断为慢性肾衰竭，遵医嘱每日输液治疗，输液原则是每日应考虑非显性失液量。非显性失液量是指（　　）。

A. 尿量　　B. 呕吐物液量　　C. 粪便液量

D. 呼吸、皮肤蒸发的水分　　E. 人体代谢所需水分

二、填空题

慢性肾衰竭最早和最常见的症状是______，其造血系统必有的症状是______。

三、名词解释

慢性肾衰竭

四、病例分析题

患者，男，32 岁，近 3 年有乏力、头痛、食欲减退及夜间尿量增多现象。近 2 个月全身皮肤瘙痒并厌食、恶心。近 3 天心悸、气急，不能平卧。病人情绪低落、悲观。查体：体温 36.5 ℃，脉搏 100 次/分，呼吸 32 次/分，血压 160/95 mmHg，神志清楚，呼吸深大，面色苍白晦暗，轻度水肿，口腔有尿臭味，口腔黏膜有溃疡，皮肤有尿素霜。双肺底闻及湿啰音。血常规检查示：血红蛋白 80 g/L；血钙 1.95 mmol/L、血磷 2.14 mmol/L；血尿素氮 16 mmol/L，肌酐 800 μmol/L，肾小球滤过率 8 mL/min；血 pH 7.28。尿化验检查：尿比重 1.009，尿蛋白（++），有颗粒管型；B 超示双肾缩小，初步诊断为：慢性肾小球肾炎、慢性肾衰竭（尿毒症期）。

（1）请提出 5 个护理诊断。

（2）请对患者进行饮食指导。

参考答案

一、选择题

1. A　2. E　3. E　4. E　5. C　6. A　7. B　8. E　9. E　10. A　11. B　12. A　13. C
14. A　15. C　16. D

二、填空题

食欲减退　贫血

三、名词解释

是指各种慢性肾脏病进行性进展引起 GFR 下降和肾功能损害，导致以代谢产物潴留，水、电解质紊乱和酸碱平衡紊乱和全身各系统症状为表现的临床综合征。

四、病例分析题

（1）①体液过多：与尿量明显减少、水钠潴留有关。②活动无耐力：与贫血，心脏病变，水、电解质紊乱及代谢性酸中毒有关。③营养失调：营养低于机体需要量与摄入量减少及肠道吸收障碍有关。④有感染的危险：营养与抵抗力下降有关。⑤情绪低落：与疾病预后不良有关。

（2）优质低蛋白、低磷高钙、低脂肪饮食，应用必需氨基酸，适当增加碳水化合物的摄入，限制水分和盐分的摄入。

（罗思熊　任建元）

第六章

血液系统疾病病人的护理

学习目标

识记

1. 列举血液系统疾病常见症状体征的护理措施。
2. 描述缺铁性贫血病人的护理评估和护理措施。
3. 描述再生障碍性贫血病人的护理评估和护理措施。
4. 描述出血性疾病病人的护理评估和护理措施。
5. 描述白血病病人的护理评估和护理措施。

理解

1. 叙述缺铁性贫血的病因、辅助检查及治疗方法。
2. 叙述再生障碍性贫血的病因及治疗方法。
3. 叙述特发性血小板减少性紫癜病因及治疗方法。
4. 解释白血病病人的治疗要点、辅助检查及病人常见的护理诊断。

应用

1. 运用所学知识对贫血患者进行健康教育。
2. 运用所学知识指导出血性疾病患者进行病情自我监测。
3. 运用所学知识指导缺铁性贫血患者正确口服铁剂。
4. 运用所学知识指导白血病患者预防感染的措施。

第一节 血液系统疾病病人常见症状体征的护理

知识提要

1. 血液系统由血液和造血器官及组织构成。
2. 血液系统常见症状为贫血、出血或出血倾向和发热。
3. 胎儿期主要的造血器官为肝脾，胎儿出生后主要造血器官为红骨髓。
4. 淋巴细胞中的T细胞参与细胞免疫，B细胞参与体液免疫。

习题

名词解释

贫血

参考答案

名词解释

是指单位容积的外周血中血红蛋白浓度、红细胞计数和(或)血细胞比容低于相同年龄、性别和地区正常范围下限的一种常见临床症状。其中以血红蛋白浓度降低最为重要。

第二节 贫血病人的护理

知识提要

一、缺铁性贫血病人的护理

1. 根据血红蛋白浓度将贫血分为轻、中、重及极重度贫血。轻度贫血：血红蛋白浓度>90 g/L(低于正常值)；中度贫血：血红蛋白浓度 60～90 g/L；重度贫血：血红蛋白浓度 30～59 g/L；极重度贫血：血红蛋白浓度<30 g/L。
2. 缺铁性贫血的主要原因：小儿与铁摄入不足而需要量增加有关；成人主要由于慢性失血，如消化性溃疡、痔出血、月经过多等。
3. 一般贫血表现为皮肤黏膜苍白，以口唇、甲床最明显。小儿可有骨髓外造血表现：肝、脾、淋巴肿大。
4. 缺铁性贫血时，血红蛋白减少比红细胞减少更明显，血象呈小细胞低色素性贫血。
5. 病因治疗是根治缺铁性贫血的关键。
6. 常用硫酸亚铁治疗，至血红蛋白正常后 2 个月左右停药。
7. 铁剂治疗的注意事项：(1)应从小剂量开始，在两餐之间服用。(2)可与稀盐酸和(或)维生素 C、果糖等同服促进铁的吸收。(3)忌用茶、咖啡、牛奶、钙片等影响铁吸收的食物。(4)可用吸管服药或服药后漱口以防牙齿被染黑。(5)肌内注射铁剂时，应进行深部肌内注射，抽药和给药必须使用不同的针头，每次应更换注射部位。(6)首次注射右旋糖酐铁后应观察 1 h。
8. 铁剂治疗疗效判断：用药 1 周后，网织红细胞数量开始上升，2 周左右血红蛋白逐渐上升。血红蛋白正常后应继续服用铁剂 4～6 个月，以补充贮存铁。

二、再生障碍性贫血病人的护理

1. 引起再生障碍性贫血的药物以氯霉素最常见，苯是重要的骨髓抑制毒物。
2. 急性再生障碍性贫血早期主要的临床表现是进行性贫血、严重出血和反复感染。脑出血和严重感染为重要的死亡原因。
3. 慢性再生障碍性贫血以贫血为首发症状和主要表现，出血和感染不严重，无肝、脾、淋巴肿大。
4. 再生障碍性贫血血象特点为正细胞性贫血，全血细胞减少，网织红细胞绝对值低于正常值。

5. 骨髓增生低下是诊断再生障碍性贫血的主要依据。

6. 治疗慢性再生障碍性贫血首选药物是雄激素，其作用机制是刺激肾脏产生促红细胞生成素。

7. 雄激素的不良反应及护理：(1)该药为油剂，吸收慢，注射部位易发生肿块，需深层注射，发现有硬块及时理疗。(2)男性化，如毛须增多、声音变粗、痔疮、女性闭经等。(3)肝功能损害，应定期检查肝功能。

8. 观察病人有无脑出血先兆，如头痛、呕吐、烦躁不安等。若发生颅内出血，应该：(1)迅速通知医生。(2)使病人平卧位，头偏向一侧，保持呼吸道通畅。(3)开放静脉，按医嘱给予脱水剂、止血药，或输浓缩血小板液。(4)观察病人意识、瞳孔、血压、脉搏、呼吸等。

习题

一、选择题

1. 缺铁性贫血时，外周血涂片的特点是(　　)。
   A. 单纯大细胞性贫血　B. 正常细胞性贫血　C. 小细胞低色素性贫血
   D. 单纯小细胞性贫血　E. 正细胞低色素性贫血

2. 治疗缺铁性贫血，最重要的措施是(　　)。
   A. 去除病因　B. 中药补气血　C. 输血治疗
   D. 应用促红细胞生成素　E. 补充铁剂

3. 为缺铁性贫血患者制定的最恰当食物组合是(　　)。
   A. 大虾、豆浆　B. 猪排、雪碧　C. 鸡丁、酸奶
   D. 羊肝、橙汁　E. 豆腐、绿茶

4. 引起小儿缺铁性贫血最常见的原因是(　　)。
   A. 铁供应不足　B. 胃肠功能紊乱，吸收差　C. 长期、少量的慢性失血
   D. 骨髓抑制，利用铁的功能低下　E. 餐后即饮浓茶、咖啡

5. 成人的主要造血器官是(　　)。
   A. 肝　B. 脾　C. 淋巴结
   D. 卵黄囊　E. 骨髓

6. 贫血的诊断标准是(　　)。
   A. 血红蛋白＜150 g/L　B. 男性血红蛋白＜120 g/L，女性血红蛋白＜110 g/L
   C. 血红蛋白＜90 g/L　D. 血红蛋白＜60 g/L　E. 血红蛋白＜30 g/L

7. 口服铁剂护理不恰当的是(　　)。
   A. 开始量宜小　B. 饭后服　C. 服铁剂忌饮浓茶

D. 可与牛奶同服　　E. 同时服用维生素 C

8. 我国最常见的贫血类型是(　　)。

A. 巨幼红细胞性贫血　　B. 缺铁性贫血　　C. 再生障碍性贫血

D. 溶血性贫血　　E. 地中海贫血

9. 缺铁性贫血化验检查增高的是(　　)。

A. 总铁结合力　　B. 血清铁　　C. 血清铁蛋白

D. 血红蛋白　　E. 红细胞

10. 贫血最突出的体征是(　　)。

A. 皮肤黏膜苍白　　B. 心率加快　　C. 呼吸加快

D. 水肿　　E. 心律失常

11. 缺铁性贫血最常见的病因是(　　)。

A. 慢性胃炎　　B. 慢性失血　　C. 慢性感染

D. 妊娠　　E. 哺乳

12. 铁的吸收部位主要是(　　)。

A. 十二指肠球部　　B. 胃　　C. 十二指肠及空肠上段

D. 空肠下段　　E. 回盲部

13. 患者,女性,45 岁,15 年前患胃溃疡,近半年经常头晕、心悸,诊断为缺铁性贫血。该患者发生贫血的原因可能是(　　)。

A. 铁吸收不良　　B. 铁需要量增加　　C. 铁摄入不足

D. 慢性失血　　E. 不良生活习惯

14. 患者,女,42 岁,诊断为缺铁性贫血。该患者口服 10%枸橼酸铁胺和盐酸治疗,下列措施错误的是(　　)。

A. 服用后应漱口　　B. 需要用吸管服用　　C. 进餐后服用

D. 可与牛奶同服　　E. 血红蛋白恢复正常仍应继续治疗数月

15. 再生障碍性贫血的发病机制是(　　)。

A. 营养缺乏　　B. 骨髓造血功能低下　　C. 失血过多

D. 严重感染　　E. 溶血导致红细胞破坏增加

16. 血液病患者继发感染最常见的病原体是(　　)。

A. 支原体　　B. 衣原体　　C. 葡萄球菌

D. 立克次体　　E. 革兰氏阴性杆菌

17. 下列贫血中最主要存在网织红细胞减少的是(　　)。

A. 缺铁性贫血　　B. 溶血性贫血　　C. 失血性贫血

D. 地中海贫血　　E. 再生障碍性贫血

18. 患者,女性,20 岁,近几个月月经量增多,伴头晕,心悸。查体:肢体可见散在瘀斑,淋巴结、肝、脾未见增大,血红蛋白 55 g/L,红细胞 $2.3\times10^{9}/L$,白细胞 $3.5\times10^{9}/L$,血小板 $37\times10^{9}/L$。骨髓检查示骨髓增生减低,巨核细胞减少,首选治疗药物是(　　)。

A. 铁剂　　B. 睾酮　　C. 地塞米松
D. 维生素 B_{12}　　E. 叶酸

19. 患儿，女，7 岁，确诊再生障碍性贫血 3 个月，因并发贫血、皮肤瘀点和瘀斑入院，患者现高热不退，且时有抽搐。下列降温措施中最合适的是(　　)。
A. 肛塞退热栓　　B. 乙醇拭浴
C. 喝冰橙汁　　D. 头部及大血管处放置冰袋
E. 温水洗澡

20. 患者，男性，34 岁，化工厂工人，长期与苯接触，1 年来全身乏力，血红蛋白 60 g/L。血小板 38×10^9/L，网织红细胞 0.1%，肝脾未及，骨髓增生低下。护士向患者讲解药物的使用及注意事项时，如果患者复述出下列哪项，提示护士的指导还需要再次重复？(　　)
A. 停药后不良反应不能消失
B. 需定期查肝功能
C. 经常检查注射部位，发现硬块应及时向护士报告，必要时做理疗
D. 患者需坚持治疗用药 3～6 个月才能判断是否有效
E. 患者了解常用治疗药物的不良反应，在出现不良反应时及时向护士报告

21. 急性再生障碍性贫血早期最突出的表现是(　　)。
A. 出血和感染　　B. 进行性贫血　　C. 肝脾肿大
D. 进行性消瘦　　E. 淋巴结肿大

22. 最易引起再生障碍性贫血的药物是(　　)。
A. 保泰松　　B. 磺胺类　　C. 阿司匹林
D. 氯霉素　　E. 环磷酰胺

23. 重型再生障碍性贫血最主要的死亡原因是(　　)。
A. 颅内出血　　B. 皮肤黏膜出血　　C. 消化道出血
D. 咯血　　E. 泌尿系统出血

24. 再生障碍性贫血患者，男，32 岁，突然出现剧烈头疼、呕吐、一侧肢体瘫痪，可能发生了(　　)。
A. 白血病　　B. 淋巴瘤　　C. 脑出血
D. 脑梗死　　E. 慢性肾衰竭

25. 患者，女性，37 岁，血红蛋白 40 g/L，白细胞计数 3.0×10^9/L，血小板计数 42×10^9/L。诊断为再生障碍性贫血，该贫血属于(　　)。
A. 正细胞正色素性贫血　　B. 大细胞低色素性贫血　　C. 小细胞低色素性贫血
D. 小细胞高色素性贫血　　E. 大细胞高色素性贫血

26. 患者，女性，33 岁，确诊为再生障碍性贫血，该患者不会出现的表现是(　　)。
A. 骨髓增生低下　　B. 网织红细胞降低　　C. 全血细胞减少
D. 骨髓巨核细胞减少　　E. 肝、脾、淋巴结肿大

27. 患者，女性，37 岁，因体温 38.5 ℃，全身有出血点，明显乏力、头晕入院，拟诊为再生障碍性贫血。下列药物中对再生障碍性贫血发生没有明显影响的是(　　)。
A. 保泰松　B. 阿司匹林　C. 氯霉素
D. 磺胺类　E. 青霉素
28. 再生障碍性贫血的主要诊断依据是(　　)。
A. B 超　B. CT 检查　C. 磁共振成像(MRI)
D. 骨髓检查　E. 同位素骨扫描
29. 治疗再生障碍性贫血，下列选项不正确的是(　　)。
A. 部分病人可做脾切除　B. 注射雄激素　C. 做骨髓移植
D. 感染时可用氯霉素　E. 输新鲜血
30. 患者，男，40 岁，确诊再生障碍性贫血 6 个月，今晨突然头痛，伴恶心、呕吐，视力模糊。该病人可能发生了(　　)。
A. 颅内出血　B. 上消化道出血　C. 继发感染
D. 脑血栓形成　E. 高血压脑病
31. 慢性再生障碍性贫血患者的治疗应首选(　　)。
A. 免疫抑制剂　B. 骨髓移植　C. 雄激素
D. 支持治疗　E. 控制感染
32. 再生障碍性贫血最主要的诊断依据是(　　)。
A. 感染、出血、贫血　B. 网织红细胞减少　C. 无肝脾肿大
D. 全血细胞减少　E. 骨髓增生低下
33. 再生障碍性贫血病人出血的主要原因是(　　)。
A. 血小板生成减少　B. 血小板破坏过多　C. 血小板寿命过短
D. 弥散性血管内凝血　E. 凝血因子减少
34. 再生障碍性贫血应用雄激素治疗的不良反应不正确的是(　　)。
A. 须毛增多　B. 月经过多　C. 肝功能损害
D. 痤疮　E. 局部硬结

二、填空题

1. 引起缺铁性贫血的原因有______、______和需铁量增加而摄入不足。
2. 按血红蛋白降低的程度，将贫血分为四度：______为轻度，______为中度，______为重度，______为极重度。

三、名词解释

1. 缺铁性贫血
2. 再生障碍性贫血

四、简答题

1. 缺铁性贫血患者口服铁剂应该注意什么？
2. 为缺铁性贫血病人注射铁剂时易出现哪些不良反应？如何预防及处理？

参考答案

一、选择题

1. C　2. A　3. D　4. A　5. E　6. B　7. D　8. B　9. A　10. A　11. B　12. C　13. D
14. D　15. B　16. E　17. E　18. B　19. D　20. A　21. A　22. D　23. A　24. C　25. A
26. E　27. E　28. D　29. D　30. A　31. C　32. E　33. A　34. B

二、填空题

1. 铁的吸收障碍　铁丢失过多
2. ＞90 g/L　60～90 g/L　30～59 g/L　＜30 g/L

三、名词解释

1. 是体内贮存铁缺乏，使血红蛋白合成减少，导致红细胞生成障碍而引起的一种小细胞、低色素性贫血。
2. 简称再障，是一种可能由不同病因和机制引起的骨髓造血功能衰竭症。主要表现为骨髓造血功能低下，全血细胞减少和贫血、出血、感染综合征。

四、简答题

1. (1)用餐后或餐中服用，注意药物相互作用，可同服维生素 C、果糖或稀盐酸等药物。(2)口服液体铁剂时用吸管，服用铁剂期间，粪便颜色会变黑。(3)治疗有效者用药 1 周左右网织红细胞数量上升，两周血红蛋白升高，1～2 个月恢复正常。为补足体内贮存铁，在血红蛋白恢复正常后仍需服铁剂 4～6 个月。
2. (1)为缺铁性贫血病人注射铁剂时易出现的不良反应：注射局部肿痛、硬结形成、皮肤发黑和过敏反应。过敏反应常表现为面色潮红、头痛、肌肉关节痛和荨麻疹，严重者可出现过敏性休克。(2)预防方法：①首次用药先用 0.5 mL 试验剂量深部肌内注射，同时备肾上腺素，做好急救准备，1 h 后无过敏反应，可予常规剂量注射。②做深部肌内注射，常更换注射部位。③不在皮肤暴露部位注射，抽取药液后更换针头采用“Z”形注射法或留空气注射法。

第三节 出血性疾病病人的护理

知识提要

一、特发性血小板减少性紫癜

1. 特发性血小板减少性紫癜(ITP)是一种自身免疫性出血综合征，是血小板发生免疫破坏，使外周血中血小板减少的出血性疾病。
2. 急性型多见于儿童，起病前1～3周常有呼吸道感染史，出血重而广泛，鼻、齿龈、口腔黏膜及眼结膜出血常见。血小板计数$<20\times10^9/L$时，可有内脏出血。
3. 慢性型患者以青年女性多见，一般无前驱症状。出血症状较轻而局限，表现为反复发作的皮肤及黏膜的瘀点、瘀斑，女性患者常以月经过多为主要表现。
4. 特发性血小板减少性紫癜治疗首选肾上腺糖皮质激素。
5. 血小板计数在$(30\sim40)\times10^9/L$以上、出血不重者可适当活动，血小板计数在$(30\sim40)\times10^9/L$以下者，要少活动，卧床休息。血小板计数$<20\times10^9/L$应警惕颅内出血，便秘、剧烈咳嗽等会诱发颅内出血。
6. 特发性血小板减少性紫癜患儿出现烦躁、嗜睡、头痛、呕吐，甚至惊厥、昏迷等症状，应考虑颅内出血。
7. 避免使用损伤血小板的药物，如阿司匹林、双嘧达莫、保泰松、右旋糖酐等。

二、过敏性紫癜病人的护理

1. 过敏性紫癜的病理基础为毛细血管变态反应性炎症。
2. 分为五型：单纯型、复型、关节型、肾型、混合型。以单纯型最常见，肾型最严重。
3. 辅助检查：毛细血管脆性试验呈阳性。
4. 饮食中避免摄入易引起过敏的食物。

三、血友病病人的护理

1. 血友病为遗传性疾病，属染色体隐性遗传。分为血友病A和血友病B，以血友病A最常见。
2. 主要表现为出血，出血具有以下特征：(1)出生即有，伴随终身。(2)多为自发性，轻度外伤或小手术后出血不止。(3)软组织或深部肌肉血肿较多见。(4)负重关节反复出血甚至突出。(5)重者可有呕血、咯血甚至颅内出血。

3. 最主要的治疗是补充凝血因子的替代治疗，原则是尽早、足量和维持足够时间。
4. 出血时尽量采用口服用药，不用或少用肌注和静注。
5. 患者一定要避免使用阿司匹林，以防加重出血。

四、弥散性血管内凝血病人的护理

1. 微血管血栓形成是弥散性血管内凝血（DIC）的基本和特异性病理变化，主要为纤维蛋白血栓及纤维蛋白、血小板血栓。
2. 感染性疾病是弥散性血管内凝血最常见的病因，严重创伤、恶性肿瘤、休克也可能发生弥散性血管内凝血。
3. 弥散性血管内凝血按发展过程分为高凝期、消耗性低凝期、继发性纤溶亢进期。
4. 临床表现有：(1)自发性、多发性出血，可遍及全身，重者可颅内出血。(2)休克表现，如肢体湿冷、少尿、呼吸困难、发绀及神志改变。(3)微血管栓塞。(4)微血管病性溶血，表现为进行性贫血。
5. 弥散性血管内凝血患者应及早进行抗凝治疗，常用肝素、双嘧达莫、右旋糖酐和阿司匹林。
6. 使用肝素前要先测凝血时间，用药后 2 h 再次测定凝血时间。如凝血时间小于 12 min，表示肝素剂量不足；如超过 30 min 则提示过量。一般在高凝期用肝素；在低凝期，肝素与补充凝血因子同时应用。使用肝素如发生大出血不止，须用等量的鱼精蛋白拮抗。

习题

一、选择题

1. 特发性血小板减少性紫癜的病因不包括（　　）。

　A. 上呼吸道感染　　B. 生成抗血小板抗体　　C. 电离辐射
　D. 雌激素增加　　E. 脾因素

2. 患儿，男，8 岁，诊断为特发性血小板减少性紫癜。行生命体征测量时，护士发现患儿脉搏增快、瞳孔大小不等。该患儿可能出现了（　　）。

　A. 急性肺水肿　　B. 右心衰竭　　C. 颅内出血
　D. 消化道出血　　E. 脑疝

3. 患儿，8 岁，患特发性血小板减少性紫癜入院，口腔、鼻腔、双下肢等有多处黏膜出血，今晨呕吐一次。通常血小板测定指标为以下哪项数值应警惕有颅内出血可能？（　　）

　A. 5×10^9/L 以下　　B. 10×10^9/L 以下　　C. 15×10^9/L 以下
　D. 20×10^9/L 以下　　E. 25×10^9/L 以下

4. 特发性血小板减少性紫癜的治疗首选(　　)。
A. 激素治疗　B. 抗生素治疗　C. 免疫抑制治疗
D. 输血治疗　E. 脾切除
5. 患者,女性,16 岁,特发性血小板减少性紫癜。检查唇和口腔有散在瘀点,轻触牙龈出血,护士对其进行口腔护理时应特别注意(　　)。
A. 动作轻稳,勿损伤黏膜　B. 棉球不可过湿
C. 选用刺激性小的口腔护理液
D. 止血钳夹紧棉球,每次 1 个
E. 擦拭时勿触咽部,以免咽部出血
6. 患者,男性,急性上呼吸道感染后两周因特发性血小板减少性紫癜住院,应用糖皮质激素治疗后好转出院。护士进行出院前的健康指导时,错误的是(　　)。
A. 预防感染　B. 坚持饭后服药
C. 若无新发出血表现可自行停药　D. 注意自我病情监测
E. 高热量、高蛋白、高维生素、少渣饮食
7. 关于慢性特发性血小板减少性紫癜的护理评估,叙述正确的是(　　)。
A. 病程呈自限性　B. 好发于儿童　C. 多见皮下血肿
D. 血小板常小于 20×10^9/L　E. 骨髓颗粒细胞增多
8. 糖皮质激素对下列哪种疾病效果最好?(　　)
A. 缺铁性贫血　B. 再生障碍性贫血　C. 急性白血病
D. 特发性血小板减少性紫癜　E. 以上均是
9. 特发性血小板减少性紫癜护理体检主要可见到(　　)。
A. 皮肤黏膜出血　B. 脾肿大　C. 面色苍白
D. 月经过多　E. 尿血、便血
10. 特发性血小板减少性紫癜最常见的出血部位是(　　)。
A. 皮肤黏膜　B. 消化道　C. 泌尿道
D. 生殖道　E. 颅内
11. 关于特发性血小板减少性紫癜的诊断下列选项最有意义的是(　　)。
A. 血小板计数　B. 骨髓象　C. 毛细血管脆性试验
D. 血小板相关 IgG　E. 出、凝血时间
12. 特发性血小板减少性紫癜发病的主要机制是(　　)。
A. 血中含有抗血小板抗体　B. 血小板消耗增多　C. 血小板功能异常
D. 骨髓巨核细胞生成障碍　E. 骨髓造血功能衰竭
13. 禁用于特发性血小板减少性紫癜的药物是(　　)。
A. 泼尼松　B. 红霉素　C. 阿司匹林
D. 阿莫西林　E. 地西泮

14. 有关特发性血小板减少性紫癜的护理下列选项错误的是(　　)。

A. 眼底出血者警惕颅内出血

B. 女性病人应避孕

C. 避免粗硬食物损伤胃肠道黏膜

D. 血小板在 $50\times10^9/L$ 以下不要进行强体力劳动

E. 告知病人本病预后较差

15. 对有出血倾向的病人实施护理，不正确的是(　　)。

A. 护理操作轻柔　B. 减少和避免肌内注射　C. 少吃坚硬的食物

D. 及时剥去鼻腔内的血痂　E. 保持鼻黏膜湿润

16. 下列针对过敏性紫癜的辅助检查结果描述正确的是(　　)。

A. 出、凝血时间延长　B. 血小板减少　C. 血管退缩试验

D. 毛细血管脆性试验呈阳性　E. 贫血

17. 针对过敏性紫癜的治疗首先应该(　　)。

A. 应用环磷酰胺　B. 应用抗组胺药物

C. 查找过敏原并避免再次接触　D. 使用大剂量维生素 C

E. 使用大剂量糖皮质激素

18. 患者，女性，18 岁，因月经量增多来就诊。自诉稍微碰伤后均会有皮肤紫斑，实验室检查示缺乏凝血因子，诊断为血友病。护士为患者实施的健康教育，不正确的是(　　)。

A. 尽量避免受伤　B. 限制剧烈运动　C. 注意观察出血情况

D. 可用阿司匹林治疗　E. 结婚前应去医院咨询

19. 血友病 B 所缺乏的因子是(　　)。

A. X 因子　B. Ⅷ因子　C. Ⅳ因子

D. Ⅻ因子　E. Ⅸ因子

20. 血友病的护理措施不正确的是(　　)。

A. 尽量避免手术

B. 禁用阿托品

C. 肌注、静注等护理操作不集中进行

D. 不使用静脉留置针

E. 注意有无颅内出血

21. 引起弥散性血管内凝血最常见的病因是(　　)。

A. 休克　B. 严重创伤　C. 感染

D. 妊娠期高血压疾病　E. 恶性肿瘤

22. 弥散性血管内凝血时使用肝素治疗，应该定期检查(　　)。

A. 血常规　B. 血小板　C. 出血时间

D. 凝血时间　E. 3P 试验

23. 弥散性血管内凝血使用肝素治疗后引起大出血，应使用（　　）。
A. 6-氨基己酸　B. 维生素 K　C. 卡巴克络（安络血）
D. 酚磺乙胺（止血敏）　E. 鱼精蛋白
24. 使用肝素治疗弥散性血管内凝血的护理应该特别重视的是（　　）。
A. 注意过敏反应
B. 使用前可不测凝血时间
C. 用药后 2 h 内注意检测凝血时间
D. 使用过量不会有严重后果
E. 凝血时间 10 min 表示肝素用量合适
25. 弥散性血管内凝血早期的常见表现是（　　）。
A. 贫血　B. 出血　C. 皮肤瘀点或紫斑
D. 休克　E. 低血压

二、名词解释

1. 特发性血小板减少性紫癜
2. 过敏性紫癜
3. 血友病
4. 弥散性血管内凝血

参考答案

一、选择题

1.C 2.C 3.D 4.A 5.A 6.C 7.E 8.D 9.A 10.A 11.B 12.A 13.C 14.E 15.D 16.D 17.C 18.D 19.E 20.C 21.C 22.D 23.E 24.C 25.B

二、名词解释

1. 又称原发性免疫性血小板减少症，是一种复杂的多种机制共同参与的获得性自身免疫性疾病。
2. 是一种常见的毛细血管变态反应性疾病。
3. 是一组遗传性凝血活酶生成障碍引起的出血性疾病。
4. 是由多种致病因素激活机体的凝血及纤溶系统，导致全身微血管血栓形成，凝血因子大量消耗并继发纤溶亢进，引起全身出血及微循环衰竭的临床综合征。

第四节 白血病病人的护理

知识提要

1. 急性白血病感染的最主要原因是成熟粒细胞缺乏。出血的主要原因是血小板减少。贫血的主要原因是成熟红细胞生成减少。
2. 急性白血病发生颅内出血的表现有烦躁、嗜睡、头痛、呕吐，甚至惊厥、昏迷等。
3. 中枢神经系统白血病常发生在治疗后的缓解期，表现为头痛、呕吐、颈项强直，重者抽搐、昏迷。
4. 急性白血病患者大多数血象白细胞计数增多，分类可见原始细胞及幼稚细胞。
5. 骨髓象是诊断白血病的主要依据。
6. 严重感染是白血病病人的主要死亡原因之一，最常见的致病菌为革兰氏阴性杆菌。
7. 血小板计数小于 $20\times10^9/L$ 而出血严重者，应输浓缩血小板或新鲜血。严重贫血可输浓缩红细胞或全血。
8. 诱导缓解是指从化疗开始到完全缓解。完全缓解的标准是白血病的症状、体征消失，血象和骨髓象基本正常。
9. 急性淋巴性白血病的基本化疗方案是 VP 方案（长春新碱、泼尼松）；非急性淋巴性白血病的基本方案是 DA 方案（柔红霉素、阿糖胞苷）。
10. 巩固治疗的目的是继续消灭体内残存的白血病细胞，防止复发。
11. 防治中枢神经系统白血病常用氨甲蝶呤在缓解期前或后做鞘内注射。
12. 柔红霉素、阿奇霉素等可引起静脉炎，药物静注速度要慢，在静注前后要用生理盐水冲管。若发生静脉炎及时注射普鲁卡因局部封闭或冷敷。长春新碱能引起末梢神经炎；柔红霉素还可引起心肌及心脏传导损害；氨甲蝶呤可引起口腔黏膜溃疡；环磷酰胺可引起脱发及出血性膀胱炎。
13. 巨脾为慢性粒细胞白血病最突出体征。慢性粒细胞白血病化疗首选伊马替尼。

习题

一、选择题

1. 护士在进行关于滥用抗生素危害的健康指导时，告知病人最可能诱发白血病的抗生素是(　　)。
   A. 青霉素　　B. 氯霉素　　C. 链霉素
   D. 诺氟沙星　　E. 罗红霉素
2. 患者严重贫血，近日突发高烧，皮肤广泛瘀斑。若诊断急性白血病，最有价值的检查是(　　)。
   A. 血常规检查　　B. 尿液常规检查　　C. 血培养检查
   D. CT 检查　　E. 骨髓象检查
3. 白血病化疗最严重的不良反应是(　　)。
   A. 末梢神经炎　　B. 骨髓抑制　　C. 肾功能损害
   D. 出血性膀胱炎　　E. 肝功能损害
4. 慢性粒细胞白血病最突出的体征是(　　)。
   A. 出血　　B. 脾大　　C. 低热
   D. 贫血　　E. 淋巴结肿大
5. 应给予保护性隔离的血液病患者白细胞数低于(　　)。
   A. $1\times10^9/L$　　B. $2\times10^9/L$　　C. $3\times10^9/L$
   D. $3.5\times10^9/L$　　E. $4\times10^9/L$
6. 急性白血病出血的主要原因是(　　)。
   A. 弥漫性血管内凝血　　B. 血小板减少　　C. 血小板功能异常
   D. 凝血因子减少　　E. 血管损伤
7. 关于白血病病人的健康指导错误的是(　　)。
   A. 指导病人加强营养　　B. 向病人说明坚持用药的重要性
   C. 向病人解释化疗的不良反应　　D. 指导病人定期复查血象
   E. 若化疗药物漏于皮下应立即用普鲁卡因局部封闭
8. 白血病护理最主要的措施是预防和观察(　　)。
   A. 药物不良反应　　B. 颅脑出血　　C. 感染
   D. 贫血　　E. 口腔溃疡
9. 急性白血病的常用护理诊断不包括(　　)。
   A. 体液过多　　B. 潜在并发症：出血　　C. 有感染的危险
   D. 知识缺乏　　E. 恐惧

10. 对于白血病病人护理下列选项不妥的是(　　)。
A. 定时进行口、鼻腔清洁,清除血痂
B. 注意病室消毒,预防感染
C. 加强皮肤护理,防止破损
D. 重视心理护理,避免不良刺激
E. 加强家庭支持

11. 护士发现静脉注射长春新碱时药物漏出血管外,立即做如下处理,其中不正确的是(　　)。
A. 尽量回抽局部渗液
B. 外渗局部以 0.5%普鲁卡因局部封闭
C. 外渗局部热敷
D. 抬高患肢
E. 立即冰敷

12. 慢性粒细胞白血病首选用药是(　　)。
A. 白消安
B. 靛玉红
C. 地塞米松
D. 伊马替尼
E. 维甲酸

13. 白血病患者在化疗时保护静脉的措施不正确的是(　　)。
A. 选择较细的静脉
B. 静脉穿刺后先注射生理盐水
C. 滴药过程中不断进行回抽检查
D. 外渗局部立即冷敷
E. 更换注射部位

14. 关于白血病的护理措施,下列选项不正确的是(　　)。
A. 加强营养,增强体质
B. 控制体温,预防感染
C. 加强皮肤护理,防止破损
D. 及时剥除鼻腔血痂
E. 高热不宜用酒精擦浴

15. 在我国,成人白血病最常见的类型是(　　)。
A. 急性粒细胞白血病
B. 急性淋巴细胞白血病
C. 急性单核细胞白血病
D. 慢性淋巴细胞白血病
E. 慢性粒细胞白血病

二、填空题

急性白血病的主要表现有______、______、______和______。

三、名词解释

白血病

四、简答题

白血病患者化疗时应该注意什么?

参考答案

一、选择题

1. B 2. E 3. B 4. B 5. A 6. B 7. E 8. C 9. A 10. A 11. C 12. D 13. A 14. D 15. A

二、填空题

贫血 发热 出血 器官组织浸润

三、名词解释

是一类造血干细胞的恶性克隆性疾病，克隆中的白血病细胞增殖失控、分化障碍及凋亡受阻，从而停滞在细胞发育的不同阶段。

四、简答题

(1)选择有弹性且粗直的静脉，最好采用中心静脉置管(如外周穿刺中心静脉导管、植入式静脉输液港)。(2)输注化疗药前，先用生理盐水冲管，确定输液顺利无渗漏后，再给予化疗药物；输注化疗药过程中，推注速度要慢，边推边回抽血，确保针头在血管内；输注完毕再用生理盐水冲洗后拔针，按压数分钟。(3)一旦药物外渗，立即停止输注，边回抽边退针；局部用生理盐水加地塞米松皮下注射或遵医嘱给予利多卡因局部封闭治疗，也可以冷敷。(4)发生静脉炎的局部血管禁止静脉注射，患处勿受压，尽量避免患侧卧位；可用喜疗妥等药物外敷，鼓励病人多做肢体运动，以促进血液循环。

(张艳)

第七章

内分泌与代谢性疾病病人的护理

学习目标

识记

1. 列举内分泌与代谢性疾病病人常见症状和体征的护理措施。
2. 描述甲状腺功能亢进症病人的身心状况。
3. 列举库欣综合征病人的护理措施。
4. 描述糖尿病病人的护理评估和护理措施。
5. 列举痛风病人的护理措施。
6. 列举骨质疏松症病人的护理措施。

理解

1. 叙述甲状腺功能亢进症的辅助检查。
2. 归纳库欣综合征病人常见的护理诊断。
3. 归纳并叙述糖尿病患者的主要并发症。
4. 叙述痛风病人的用药方法。

应用

1. 运用所学知识对甲状腺功能亢进症进行用药指导。
2. 阐述甲状腺危象的抢救措施。
3. 运用所学知识对糖尿病患者进行健康教育。
4. 运用所学知识指导糖尿病患者正确监测血糖变化及正确使用胰岛素。

第一节 内分泌与代谢性疾病病人常见症状体征的护理

知识提要

1. 下丘脑是人体最重要的神经内分泌器官。
2. 垂体的分泌：(1)腺垂体分泌：促甲状腺激素(TSH)、促肾上腺皮质激素(ACTH)、黄体生成素(LH)、卵泡刺激素(FSH)、生长激素(GH)、催乳素(PRL)、促黑细胞激素(MSH)。(2)神经垂体分泌：抗利尿激素(ADH)、催产素(OXT)。
3. 甲状腺为人体最大的内分泌腺体，分泌甲状腺素(T_4)及三碘甲状腺原氨酸(T_3)。甲状腺滤泡旁细胞分泌降钙素(CT)。
4. 肾上腺皮质分泌以醛固酮为主的盐皮质激素，以皮质醇为主的糖皮质激素及脱氢睾酮等性激素。肾上腺髓质分泌肾上腺素和去甲肾上腺素。
5. 胰岛有5种分泌不同激素的细胞：(1)A细胞分泌胰高血糖素。(2)B细胞分泌胰岛素。(3)D细胞分泌生长抑素。(4)D_1细胞分泌血管活性肠肽(VIP)。(5)PP细胞分泌胰多肽。

习题

选择题

1. 下列选项中能促进能量代谢、物质代谢和生长发育的激素是(　　)。
   A. 肾上腺素　　B. 胰岛素　　C. 生长激素
   D. 甲状腺素　　E. 抗利尿激素
2. 关于小儿肥胖的标准，描述正确的是(　　)。
   A. 体重超过同龄、同身高小儿正常标准的8%
   B. 体重超过同龄、同身高小儿正常标准的12%
   C. 体重超过同龄、同身高小儿正常标准的16%
   D. 体重超过同龄、同身高小儿正常标准的20%
   E. 体重超过同龄、同身高小儿正常标准的24%

（3～5 题共用备选答案）

A. 黏液性水肿面容　B. 甲亢面容　C. 向心性肥胖　D. 耳鼻肥大　E. 色素沉着

3. 皮质醇增多的主要症状是（　　）。

4. 甲状腺功能减退症的主要症状是（　　）。

5. 甲状腺功能亢进症的主要症状是（　　）。

参考答案

选择题

1. D　2. D　3. C　4. A　5. B

第二节　甲状腺疾病病人的护理

知识提要

一、单纯性甲状腺肿病人的护理

1. 单纯性甲状腺肿是非炎症性、非肿瘤性甲状腺肿大，不伴临床甲状腺功能异常。
2. 碘缺乏是地方性甲状腺肿的主要原因，可出现地方性呆小病。
3. 在地方性甲状腺肿流行地区，指导病人补充碘盐是最有效的预防措施。

二、甲状腺功能亢进症病人的护理

1. 甲状腺功能亢进症的主要病因是自身免疫问题。患者体内因 T、B 淋巴细胞缺陷，可合成多种针对甲状腺细胞促甲状腺激素（TSH）受体的特异性自身抗体。
2. 甲状腺呈弥漫性肿大，有震颤及杂音是本病的重要体征。
3. 甲状腺危象表现为：体温≥39 ℃、心率≥140 次/分、恶心、呕吐、腹泻、大汗、休克、烦躁不安、嗜睡或谵妄、昏迷等。
4. 基础代谢率（BMR）应在禁食 12 h 以上、睡眠 8 h 以上、静卧空腹状态进行测定。正常 BMR 为－10%～15%。简单计算方式：BMR＝脉压＋脉率－111。
5. TSH 是反应甲状腺功能最敏感的指标。
6. 有突眼者加强眼部护理，避免强光接触，睡前涂眼药膏，抬高头部，低盐饮食，以减轻眼球后软组织水肿。

三、甲状腺功能减退症病人的护理

1. 甲状腺功能减退症主要表现为畏寒、少汗、乏力、少言、体温偏低、食欲减退、体重无明显减轻。
2. 甲状腺功能减退症会引起血清 TSH 升高，血总甲状腺素（TT_4）、总三碘甲状腺原氨酸（TT_3）降低。
3. 甲状腺功能减退症的治疗采用甲状腺素替代疗法，常用左甲状腺素口服治疗。

习题

一、选择题

1. 单纯性甲状腺肿的主要原因是(　　)。

A. 食用海产品过多　B. 缺碘　C. 甲状腺素合成障碍

D. 甲状腺素释放障碍　E. 垂体功能亢进

2. 地方性甲状腺肿的最常见原因是(　　)。

A. 碘缺乏　B. 摄碘过多　C. 甲状腺功能减退

D. 甲状腺功能亢进　E. 先天性甲状腺激素合成障碍

3. 在食盐中加碘为了预防的疾病是(　　)。

A. 甲状腺功能亢进症　B. 甲状腺功能减退症　C. 单纯性甲状腺肿

D. 甲状腺囊肿　E. 结节性甲状腺肿

4. 可抑制甲状腺激素合成的食物是(　　)。

A. 带鱼　B. 紫菜　C. 萝卜

D. 海带　E. 花菜

5. 关于单纯性甲状腺肿不正确的是(　　)。

A. 有压痛　B. 质软　C. 轻度或中度肿大

D. 重度肿大者可出现压迫症状　E. 无震颤和血管杂音

6. 弥漫性甲状腺肿发病的最主要原因是(　　)。

A. 感染　B. 摄入碘过多　C. 精神刺激

D. 自身免疫　E. 出血

7. 患者,女性,33 岁,甲状腺功能亢进症。行 ^{131}I 治疗中出现恶心、呕吐、大汗淋漓、神志恍惚。护士查体:体温 39 ℃,心率 160 次/分。判断该患者可能发生的情况是(　　)。

A. ^{131}I 治疗正常反应　B. 甲状腺危象　C. 低血糖

D. 低血容量性休克　E. ^{131}I 过敏反应

8. 患者,男性,42 岁,甲状腺肿大、突眼、心慌、失眠、心率 100 次/分,血压 130/80 mmHg,诊断为甲状腺功能亢进症。护士为患者记录的基础代谢率是(　　)。

A. 20%　B. 25%　C. 35%

D. 39%　E. 55%

9. 在我国甲状腺功能亢进症药物治疗应首选的是(　　)。

A. 复方碘化钾　B. 甲巯咪唑(他巴唑)　C. 甲状腺激素

D. 罗格列酮　E. 磺脲类药物

10. 硫脲类、咪唑类等抗甲状腺药物最严重的不良反应是(　　)。

A. 肺纤维化　B. 锥体外系反应　C. 室性心律失常

D. 中性粒细胞减少　　E. 急性肾损害

11. 甲状腺功能减退症患者终末期的主要表现应该是(　　)。

A. 黏液水肿、昏迷　　B. 痴呆、昏睡　　C. 木僵、惊厥

D. 智力低下，反应迟钝　　E. 生理功能低下，心动过缓

12. 甲状腺功能减退症不会出现的消化道表现是(　　)。

A. 腹胀　　B. 便秘　　C. 腹泻

D. 食欲减退　　E. 畏食

13. 甲状腺功能减退症的治疗方式中首选(　　)。

A. 甲状腺素　　B. 促甲状腺激素　　C. 抗利尿激素

D. 雄激素　　E. 肾上腺皮质激素

二、名词解释

1. 单纯性甲状腺肿
2. 甲状腺毒症
3. 甲状腺功能亢进症
4. 甲状腺功能减退症

三、简答题

如何对有突眼症的患者进行护理？

参考答案

一、选择题

1.B 2.A 3.C 4.C 5.A 6.D 7.B 8.D 9.B 10.D 11.A 12.C 13.A

二、名词解释

1. 也称非毒性甲状腺肿，是指非炎症和非肿瘤性的，不伴临床甲状腺功能异常的甲状腺肿。
2. 指循环血液中甲状腺激素(TH)过多，引起以神经、循环、消化等系统兴奋性增高和代谢亢进为主要表现的一组临床综合征。
3. 简称甲亢，指甲状腺腺体本身产生甲状腺激素过多而引起的甲状腺毒症。
4. 简称甲减，是由各种原因导致的低甲状腺激素血症或甲状腺激素抵抗而引起的全身性低代谢综合征，其病理特征是黏多糖在组织和皮肤堆积，表现为黏液性水肿。

三、简答题

(1)睡眠或休息时抬高头部，以减轻眼球后软组织水肿。(2)限制钠盐摄入，遵医嘱使用利尿剂，以减轻眼部水肿。(3)外出可戴有色眼镜或眼罩，以减少强光、灰尘等刺激。(4)经常用眼药水润湿眼睛，睡前涂抗生素眼膏，眼睑不能闭合者用无菌纱布覆盖双眼。(5)指导病人当眼睛有异物感、刺痛或流泪时，勿用手直接揉眼睛。

第三节 库欣综合征病人的护理

知识提要

1. 库欣综合征是指由于多种原因使肾上腺皮质分泌过多糖皮质激素而引起的综合征。
2. 库欣综合征主要表现有满月脸、多血质、向心性肥胖、皮肤紫纹、痤疮、糖尿病倾向、高血压和骨质疏松等。
3. 药物治疗主要采用肾上腺皮质激素合成阻滞剂如米托坦、美替拉酮、氨鲁米特、酮康唑等。
4. 库欣综合征患者给予高蛋白、高钾、高钙、低热量、低糖类饮食。

习题

一、选择题

1. 库欣综合征患者出现腹胀，四肢无力，应先考虑是由(　　)引起的。
   A. 低血糖　　B. 低血容量　　C. 休克
   D. 低血钾　　E. 肝功能下降
2. 患者，女性，27 岁，因高血压、向心性肥胖、皮肤紫纹入院，血压 160/100 mmHg，月经量少不规则，X 射线显示骨质疏松，应首先考虑(　　)。
   A. 库欣综合征　　B. 子宫肌瘤　　C. 高血压
   D. 垂体瘤　　E. 糖尿病
3. 库欣综合征患者的饮食原则是(　　)。
   A. 高蛋白、高钾、高钙、低热量、低糖
   B. 高蛋白、低钾、高钙、高热量、低糖
   C. 低蛋白、高钾、低钙、低热量、高糖
   D. 低蛋白、低钾、高钙、低热量、低糖
   E. 高蛋白、高钾、高钙、高热量、低糖
4. 库欣综合征最有价值的辅助检查结果是(　　)。
   A. 白细胞增多　　B. 血钾降低　　C. 糖耐量减低

D. 血尿皮质醇增高　　E. 皮质醇分泌昼夜节律消失

5. 库欣综合征患者，由免疫功能降低引起的护理问题是(　　)。

A. 潜在感染　　B. 潜在皮下出血　　C. 潜在心血管疾病

D. 潜在骨折　　E. 自我照顾能力下降

二、名词解释

库欣综合征

参考答案

一、选择题

1. D　2. A　3. A　4. E　5. A

二、名词解释

又称皮质醇增多症，是由各种病因引起肾上腺皮质分泌过量糖皮质激素（主要是皮质醇）所致病症的总称。

第四节 糖尿病病人的护理

知识提要

1. 糖尿病是指由不同原因引起的胰岛素分泌绝对或相对不足以及靶细胞对胰岛素敏感性降低，导致体内糖、蛋白质、脂肪代谢异常的内分泌代谢疾病。
2. 1 型糖尿病的发病与遗传、自身免疫和环境因素有关，主要见于年轻人，是胰岛 B 细胞遭到破坏而引起的胰岛素绝对不足，易发生酮症酸中毒，需依赖胰岛素治疗。
3. 2 型糖尿病主要与遗传因素有关，多见于 40 岁以上成人，是由于胰岛素相对不足，一般饮食控制和降糖药物治疗效果较好。
4. 糖尿病典型表现为多尿、多饮、多食和体重下降，即“三多一少”。
5. 糖尿病酮症酸中毒多见于 1 型糖尿病，如注射胰岛素或口服降糖药剂量不足、治疗中断、感染、手术、妊娠或分娩等。
6. 酮症酸中毒的主要表现为食欲缺乏、恶心、呕吐、头痛、嗜睡、呼吸深大(库斯莫尔呼吸)，呼气中有烂苹果味。后期脱水明显、尿少、血压下降、休克、昏迷甚至死亡。
7. 大血管病变是糖尿病最严重而突出的并发症，主要表现为动脉粥样硬化。
8. 糖尿病神经病变以周围神经病变最常见，可表现为对称性肢端感觉异常，痛觉过敏等。
9. 空腹血糖≥7.0 mmol/L、随机血糖≥11.1 mmol/L 或口服葡萄糖耐量试验≥11.1 mmol/L 是糖尿病的诊断标准。
10. 糖化血红蛋白(GHb)测定可反映取血前 2～3 个月的血糖水平。
11. 饮食治疗是糖尿病最基本的治疗措施。
12. 糖尿病患者热量计算：成人休息状态每日(20～30 kcal)/kg，轻体力劳动者每日(30～35 kcal)/kg，中等体力劳动者每日(35～40 kcal)/kg，重体力劳动者每日 40 kcal/kg 以上。
13. 食物营养分配：糖类占总热量 55%～60%，脂肪<30%，蛋白质为 15%；三餐分配，选择 1/5、2/5、2/5 或 1/3、1/3、1/3 均可。
14. 运动治疗的时间选择餐后 1 h，可达较好降糖效果，最好不要空腹运动，运动强度的计算方法为：心率＝170－年龄。
15. 磺脲类降糖药适用于轻中度糖尿病、尚有一定残存胰岛功能者。应在饭前半小时口服，本类药物的主要不良反应是低血糖。

16. 双胍类最适合超重的 2 型糖尿病，应在进餐时或餐后服用。可引起酮尿、高乳酸血症等不良反应。
17. 葡萄糖苷酶抑制药（如阿卡波糖）需与第一口主食同时嚼服。主要不良反应有腹胀、排气增多、腹泻等。慢性腹泻、胃肠炎患者忌用。
18. 胰岛素使用注意事项：(1)剂量应正确；(2)速效制剂必须在进餐前半小时注射；(3)注射部位要轮换；(4)胰岛素应在 4～8 ℃冰箱保存；(5)混合注射胰岛素，先抽短效胰岛素，再抽长效胰岛素。
19. 胰岛素的不良反应：(1)低血糖反应最常发生；(2)过敏反应；(3)注射部位脂肪萎缩。
20. 糖尿病患者足部出现鸡眼、裂缝、水泡、溃疡、趾甲异常症状，应请医生处理。

习题

一、选择题

1. 患者，男性，多饮，多食，多尿。消瘦 2 个月。查空腹血糖 13 mmol/L，尿糖（＋＋），尿酮体（＋）。该病的主要发病机制是（　　）。
   A. 胰岛素绝对缺乏　B. 胰岛素相对缺乏　C. 胰岛素受体缺乏
   D. 胰岛素亲和力下降　E. 胰岛素受体抗体产生
2. 患者，男性，60 岁，因严重腹泻、脱水而出现意识障碍入急诊，急查血糖 34.1 mmol/L，尿酮体（—），考虑患者意识障碍可能属于（　　）。
   A. 高血压合并糖尿病　B. 低血糖昏迷　C. 休克并发意识障碍
   D. 糖尿病酮症酸中毒　E. 高血糖高渗性非酮症综合征
3. 关于糖尿病患者饮食的护理，不正确的是（　　）。
   A. 严格控制总热量
   B. 若因饮食控制而出现易饥饿的感觉时，可增加高糖食物
   C. 忌吃油炸、油煎食物
   D. 少食动物内脏、蟹黄、蛋黄等含胆固醇高的食物
   E. 限制饮酒，食盐＜6 g/d
4. 患者，女性，57 岁，身高 155 cm，体重 75 kg，诊断为 2 型糖尿病，“三多一少”症状不明显，空腹血糖 9.8 mmol/L。首选的口服降糖药物是（　　）。
   A. 格列齐特（达美康）　B. 甲苯磺丁脲　C. 格列吡嗪（美吡达）
   D. 二甲双胍　E. 格列本脲（优降糖）
5. 单独使用不会导致低血糖反应的药物是（　　）。
   A. 罗格列酮　B. 格列本脲　C. 格列美脲
   D. 胰岛素　E. 瑞格列奈
6. 患者，男性，14 岁，确诊 1 型糖尿病 5 年，患者需终身注射胰岛素。因血糖控制不好

入院治疗，调整胰岛素用量后患者准备出院。护士对其及家长进行出院指导，错误的是（　　）。

A. 胰岛素治疗无须控制饮食

B. 可给予低热量、低糖、高维生素饮食

C. 定期检测血糖，不适随诊

D. 经常更换注射部位

E. 注射剂量要准确

7. 使用胰岛素治疗的过程中，出现下列哪种情况最严重？（　　）

A. 低血糖　　B. 过敏反应　　C. 酮症反应

D. 肾功能损害　　E. 胃肠道反应

8. 患者，女性，74岁，糖尿病史28年，诉视物不清，胸闷憋气，两腿及足底刺痛，夜间难以入睡多年。近来，足趾渐渐变黑。该病人的并发症不包括（　　）。

A. 冠心病　　B. 神经病变　　C. 肢端坏疽

D. 白内障或视网膜病变　　E. 足部感染

9. 配置混合胰岛素时，必须先抽吸正规胰岛素，是为了防止（　　）。

A. 不良反应增多　　B. 正规胰岛素速效特性丧失　　C. 药效降低

D. 胰岛素降解加速　　E. 中和反应发生

（10～11共用题干）

材料：患者，男性，58岁，患2型糖尿病多年，体态肥胖，"三多一少"症状不明显，血糖偏高，饮食控制、口服降糖药效果均不理想。

10. 该患者向你咨询，宜建议他（　　）。

A. 减少主食量　　B. 静脉滴注胰岛素　　C. 接受运动疗法

D. 增加降糖药剂量　　E. 测血酮和尿酮

11. 有关该患者的自我保健措施不正确的是（　　）。

A. 定时测血糖和尿糖　　B. 保持情绪稳定　　C. 经常温水洗脚

D. 戒烟、忌酒　　E. 少吃粗纤维食物

12. 糖尿病酮症酸中毒患者经注射胰岛素及静滴生理盐水后，血糖降低，失水纠正，尿量增多，此时最应注意防止（　　）。

A. 低钠血症　　B. 低钾血症　　C. 低钙血症

D. 低血糖　　E. 低血压

13. 陈女士，患糖尿病，胰岛素治疗期间突然心悸、饥饿、出汗，随即意识不清。首要措施是（　　）。

A. 加大胰岛素剂量　　B. 加用格列本脲　　C. 静脉注射50%葡萄糖

D. 静脉注射碳酸氢钠　　E. 应用呼吸兴奋剂

14. 关于1型糖尿病的描述，下列选项正确的是（　　）。

A. 起病缓 B.“三多一少”症状明显 C. 多见于中年人和老年人
D. 血糖波动小而稳定 E. 对胰岛素不敏感

15. 糖尿病的基本病理生理变化正确的是( )。
A. 生长激素分泌过多 B. 甲状腺激素分泌过多 C. 胰高血糖素分泌过多
D. 糖皮质激素分泌过多 E. 胰岛素绝对或相对不足

16. 对可疑糖尿病患者最有诊断价值的检查是( )。
A. 尿糖定性试验 B. 尿糖定量测定 C. 空腹血糖测定
D. 口服葡萄糖耐量试验 E. 胰岛素细胞抗体测定

17. 患有多发性神经炎的糖尿病病人进行足部护理时错误的是( )。
A. 鞋袜不宜过紧 B. 每晚用温水洗足 C. 检查有无外伤
D. 趾间保持湿润 E. 趾甲不要修剪过短

18. 糖尿病病人在应激情况下,预防酮症酸中毒发生的关键环节是( )。
A. 加强心理护理 B. 加大口服降糖药 C. 积极控制感染
D. 严格控制饮食 E. 增加胰岛素用量

19. 糖尿病病人患动脉粥样硬化概率高,不属于常见受累血管部位的是( )。
A. 冠状动脉 B. 脑血管 C. 肾动脉
D. 肢体动脉尤其是下肢 E. 肺血管

20. 糖尿病最易并发的感染是( )。
A. 肺结核 B. 肾盂肾炎 C. 真菌性阴道炎
D. 皮肤化脓性感染 E. 败血症

21. 糖尿病病人餐后低血糖的发生机制是( )。
A. 胰岛功能减低 B. 胰岛细胞抗体突然下降 C. 反应性胰岛素分泌增多
D. 胰岛素治疗突然中断 E. 胰岛素注射剂量不足

22. 应用胰岛素的注意事项中,下列选项不正确的是( )。
A. 胰岛素宜冰冻保存 B. 抽吸药液时避免振荡 C. 皮下注射部位经常更换
D. 混合注射时先抽吸正规胰岛素 E. 应用时注意药物有效期

23. 糖尿病病人控制饮食的主要目的是( )。
A. 减少热量,防止肥胖 B. 降低血糖浓度 C. 防止水、电解质紊乱
D. 保持大便通畅 E. 预防各种并发症

24. 糖尿病最严重的并发症是( )。
A. 皮肤感染 B. 尿路感染 C. 酮症酸中毒
D. 低血糖 E. 白内障

25. 抢救酮症酸中毒最关键的措施是( )。
A. 补液 B. 消除诱因 C. 使用小剂量胰岛素
D. 纠正脑水肿 E. 纠正电解质和酸碱平衡失调

26. 能反映病人取血前 8～12 周血糖水平的检查是( )。

A. 尿糖测定　B. 随机血糖测定　C. 口服葡萄糖耐量试验
D. 糖化血红蛋白测定　E. 餐后 2 h 血糖测定

27. 2 型糖尿病患者最常见的死亡原因是(　　)。
A. 感染　B. 低血糖　C. 糖尿病肾病
D. 酮症酸中毒　E. 心脑血管意外

28. 糖尿病酮症酸中毒常见于(　　)。
A. 1 型糖尿病　B. 2 型糖尿病　C. 其他特殊类型糖尿病
D. 妊娠糖尿病　E. 非胰岛素依赖型糖尿病

29. 应用胰岛素错误的是(　　)。
A. 餐前使用　B. 皮下注射　C. 常换部位
D. 小剂量开始　E. 温室保存

30. 糖尿病最基础的治疗方法是(　　)。
A. 胰岛素治疗　B. 饮食治疗　C. 口服降糖药治疗
D. 合适的体育锻炼　E. 胰岛细胞移植

二、填空题

1. 糖尿病病人出现的“三多一少”症状，即______、______、______和______。
2. 诊断糖尿病主要依据是空腹血糖______或(及)随机血糖______。
3. 糖尿病急性并发症有______、______和______。

三、名词解释

糖尿病

四、简答题

1. 简述糖尿病酮症酸中毒的护理。
2. 如何对糖尿病患者的足部进行护理？

五、病例分析题

患者，男性，18 岁，口干、多饮、多尿，体重减轻 10 个月，近 2 d 因劳累食欲减退、恶心、呕吐、腹痛。体检：体温 36 ℃，脉搏 98 次/分，呼吸 18 次/分，血压 100/70 mmHg，呼吸深大，可闻到烂苹果味，皮肤干燥，烦躁和嗜睡交替。空腹血糖 8.7 mmol/L、餐后 2 h 血糖 13.4 mmol/L，甘油三酯、胆固醇升高，高密度脂蛋白胆固醇降低，pH<7.0，尿酮(++)。初步诊断：1 型糖尿病，酮症酸中毒。

(1)针对上述病例列出五个主要护理问题。

(2)在该患者的饮食中应该注意什么？

参考答案

一、选择题

1. A　2. E　3. B　4. D　5. A　6. A　7. A　8. E　9. B　10. C　11. E　12. B　13. C　14. B　15. E　16. D　17. D　18. E　19. E　20. B　21. C　22. A　23. A　24. C　25. A　26. D　27. E　28. A　29. E　30. B

二、填空题

1. 多尿　多食　多饮　体重下降
2. ≥7.0 mmol/L　≥11.1 mmol/L
3. 糖尿病酮症酸中毒　高血糖高渗性非酮症综合征　感染

三、名词解释

是一组由多种病因引起的以慢性高血糖为特征的代谢性疾病，是由于胰岛素分泌缺陷和(或)胰岛素作用缺陷所引起。

四、简答题

1. (1)安置病人于重症监护病房，绝对卧床休息，注意保暖，吸氧。(2)迅速建立两条静脉通道，准确执行医嘱，确保液体和胰岛素的输入，密切观察疗效和不良反应。(3)严密观察和记录病人神志、生命体征、呼吸气味、皮肤弹性及 24 h 出入量等变化。监测并记录血糖、尿糖、血酮体、尿酮体水平以及动脉血气分析和电解质变化，注意有无水、电解质紊乱及酸碱平衡紊乱。
2. (1)每天检查双足一次，观察有无水泡、皮肤破损等。(2)每天洗脚，水温低于 37 ℃；洗后用柔软的浅色毛巾擦干，尤其是足趾间；修剪趾甲应选在洗脚后，趾甲修剪与脚趾平齐，并挫圆边缘尖锐部分。(3)不宜用热水袋、电热器等物品直接进行足部保暖；避免赤脚行走、赤脚穿鞋。(4)穿鞋前检查鞋内有无异物或异常，不穿过紧或有毛边的袜子或鞋子。(5)指导病人采用多种方法促进肢体血液循环。如按摩、运动、保暖，防烫伤。

五、病例分析题

1. (1)营养失调：营养低于机体需要量与物质代谢紊乱有关。(2)活动无耐力：与严重代谢紊乱，蛋白质分解增加有关。(3)有感染的危险：与血糖增高抑制吞噬细胞功能有关。(4)知识缺乏：缺乏有关糖尿病的基本知识和自我护理知识。(5)潜在并发症：糖尿病足、低血糖。
2. (1)按时进食，对于使用降糖药物的病人尤应注意。(2)控制饮食的关键在于总热量。(3)严格控制各种甜食。体重过重者，要忌吃油炸、油煎食物。炒菜宜用植物油，忌用动物油。少食动物内脏等含胆固醇高的食物。限制饮酒，食盐摄入少于 6 g/d。

第五节 痛风病人的护理

知识提要

1. 痛风是嘌呤代谢障碍引起的，尿酸的合成增加或排出减少，造成高尿酸血症的代谢性疾病。
2. 急性关节炎为痛风的首发症状，多在午夜或清晨突然起病，多呈剧痛，于单侧跖趾及第一跖趾关节最常见。
3. 痛风石是痛风的特征性表现，常见于耳轮、跖趾和掌指关节。
4. 痛风患者应限制饮酒和限制高嘌呤食物，如动物内脏心、肝、肾等的摄入。应多饮水，每天 2 000 mL 以上。
5. 秋水仙碱是治疗急性痛风性关节炎的特效药。

习题

一、选择题

1. 患者，女性，45 岁。关节红肿痛及尿路结石 5 年，食用肉食症状加重。与患者疾病有关的代谢紊乱是(　　)。

   A. 糖代谢紊乱　　B. 脂代谢紊乱　　C. 嘌呤核苷酸代谢紊乱
   D. 嘧啶核苷酸代谢紊乱　　E. 蛋白质代谢紊乱

2. 患者，男性，40 岁，工作中应酬较多。因左足大脚趾的跖趾关节红肿、疼痛而就诊。查白细胞 14.6×10^9/L，血尿酸 673 μmol/L，血沉 48 mm/h。该患者最可能是(　　)。

   A. 类风湿关节炎　　B. 痛风性关节炎　　C. 风湿性关节炎
   D. 多发性骨髓瘤　　E. 骨关节炎

3. 患者，男性，40 岁，有高血压 4 年、高血脂 1 年、反复性关节炎史 3 年。近 3 d 出现右足踝关节伴第一跖趾关节异常疼痛，伴红肿，不能行走，血尿酸 526 μmol/L。最佳的治疗方案是应用(　　)。

A. 丙磺舒　　B. 秋水仙碱　　C. 别嘌呤醇
D. 苯溴马隆　　E. 吲哚美辛

4. 痛风患者可以选择的食物是(　　)。

A. 鸡肾　　B. 绵羊肉　　C. 贝类
D. 牛奶　　E. 牛肉汤

二、名词解释

痛风

参考答案

一、选择题

1. C　2. B　3. B　4. D

二、名词解释

是单钠尿酸盐沉积于骨关节、肾脏和皮下等部位，引发急、慢性炎症和组织损伤，与嘌呤代谢紊乱及（或）尿酸排泄减少所致的高尿酸血症直接相关。

第六节 骨质疏松症病人的护理

知识提要

1. 骨质疏松症是一种以骨量降低和骨组织微结构破坏为特征，导致骨骼脆性增加和易于骨折的代谢性骨病。
2. 骨痛是最常见、最主要的症状，常为弥漫性，无固定压痛点。
3. 骨折是骨质疏松症最常见和最严重的并发症。轻微活动、负重、弯腰、挤压或摔倒即可诱发骨折，常见部位是脊柱、髋部和前臂。
4. 雌激素用于治疗绝经后骨质疏松；雄激素用于治疗老年男性骨质疏松；二磷酸盐可抑制破骨细胞生成和骨吸收，增加骨密度，缓解骨痛症状。
5. 钙剂空腹服用效果最好，同服维生素 D 可促进钙的吸收，尽量避免同时食用绿叶蔬菜。嘱病人大量饮水，以免形成尿路结石。
6. 性激素在医生的指导下使用，并要与钙剂和维生素 D 同服。
7. 二磷酸盐应空腹服用，每次服药应喝水 200～300 mL，服药后半小时不进食。出现吞咽困难或吞咽痛应警惕食管炎，应立即停药。

习题

选择题

1. 骨质疏松最常见的症状是(　　)。

A. 驼背　　B. 腰背痛　　C. 脊柱骨折
D. 胸闷　　E. 呼吸困难

2. 骨质疏松症的治疗中最主要的是(　　)。

A. 雌激素　　B. 雄激素　　C. 二磷酸盐
D. 适宜运动　　E. 补钙和维生素 D

3. 不适合骨质疏松患者的运动是(　　)。

A. 骑自行车　　B. 步行　　C. 慢跑
D. 举重　　E. 游泳

参考答案

选择题

1. B　2. E　3. D

（张艳　何建英）

第八章

风湿性疾病病人的护理

学习目标

识记

1. 列举风湿性疾病病人常见症状体征的护理措施。
2. 列举系统性红斑狼疮病人的护理评估和护理措施。
3. 复述类风湿关节炎病人的护理评估和护理措施。

理解

1. 归纳风湿性疾病病人常见症状体征的主要护理诊断。
2. 归纳系统性红斑狼疮病人的常见护理诊断。
3. 归纳类风湿关节炎病人的常见护理诊断。

应用

1. 运用所学知识对风湿性疾病病人进行正确健康指导。
2. 运用所学知识对系统性红斑狼疮病人及家属提供饮食指导和用药指导。

第一节 风湿性疾病病人常见症状体征的护理

知识提要

1. 风湿性疾病病人常见症状为关节损害、皮肤损害。
2. 晨僵是判断关节滑膜炎症活动性的客观指标，其持续时间与炎症的严重程度相一致。
3. 风湿性疾病病人有皮肤损害时避免进食刺激性食物。忌食芹菜、无花果、烟熏食物、蘑菇等。保持皮肤清洁干燥，每天用温水擦洗，忌用碱性肥皂、刺激性化妆品、染发烫发剂等。外出时采取遮阳措施，避免阳光直射裸露皮肤。

习题

一、选择题

1. 关节损害最常见的首发表现是(　　)。
   A. 晨僵　B. 发热　C. 活动受限
   D. 关节肿胀　E. 关节疼痛
2. 与关节肿痛畸形、功能障碍，生活不能自理密切相关的护理诊断是(　　)。
   A. 疼痛　B. 躯体活动障碍　C. 焦虑
   D. 活动无耐力　E. 组织完整性受损
3. 风湿性疾病病人皮肤受损时的护理不妥的是(　　)。
   A. 保持皮肤湿润　B. 忌用碱性肥皂　C. 每天用温水擦洗患部
   D. 避免阳光直射裸露皮肤　E. 补充足量的蛋白质、维生素和水分

二、名词解释

风湿性疾病

参考答案

一、选择题

1.E　2.B　3.A

二、名词解释

简称风湿病，是泛指病变累及骨、关节及其周围软组织，如肌肉、滑膜、肌腱、筋膜及神经等的一组疾病。

第二节 系统性红斑狼疮病人的护理

知识提要

1. 系统性红斑狼疮(SLE)患者暴露部位常出现对称性的皮疹,典型者在双面颊和鼻梁部有深红色或紫色蝶形红斑。
2. 关节肿痛是首发症状,受累关节常是近端指间、腕、足部、膝和踝关节,呈对称分布,较少畸形。
3. 抗 Sm 抗体是 SLE 的标志抗体。
4. 糖皮质激素是治疗 SLE 的首选药,常用泼尼松。
5. SLE 患者应避免烈日下活动,禁忌日光浴。禁用碱性肥皂,避免化妆品及化学药品,防止刺激皮肤。坚持晨起、睡前、餐后用消毒液漱口,防止感染。忌染发、烫发等。
6. 几乎所有的 SLE 患者都有肾脏损害,尿毒症是患者死亡的常见原因。

习题

一、选择题

1. 系统性红斑狼疮最常受累的脏器是(　　)。
   A. 肾脏　　B. 心脏　　C. 肝脏
   D. 大脑　　E. 胃肠道
2. 系统性红斑狼疮的典型皮疹是(　　)。
   A. 蝶形红斑　　B. 网状红斑　　C. 盘状红斑
   D. 指端红斑　　E. 手掌大小鱼际红斑
3. 患者,女性,27 岁。以关节对称性红肿、疼痛和双面颊紫红色红斑入院。实验室检查:抗核抗体(+),抗双链 DNA 抗体(+)。应首先考虑(　　)。
   A. 过敏性紫癜　　B. 风湿性关节炎　　C. 类风湿关节炎
   D. 系统性红斑狼疮　　E. 特发性血小板减少性紫癜
4. 患者,女性,因面部红斑,伴关节疼痛 1 年入院,确诊为系统性红斑狼疮。该疾病面部典型皮损的特点是(　　)。

A. 盘状红斑　　B. 蝶形红斑　　C. 环行红斑
D. 网状红斑　　E. 丘疹状红斑

5. 患者,女性,32 岁,低热伴关节肿痛 3 个月,轻度贫血,抗核抗体(+),抗双链 DNA 抗体(+),疑患系统性红斑狼疮,治疗首选的药物是(　　)。
A. 非甾体抗炎药　　B. 抗生素　　C. 免疫抑制剂
D. 糖皮质激素　　E. 柳氮磺胺吡啶

6. 患者,女性,32 岁,系统性红斑狼疮病史 5 年,经治疗病情有所缓解。对其进行出院宣教错误的是(　　)。
A. 忌食芹菜、无花果等食物　　B. 活动期可选择适当时机妊娠
C. 避免使用普鲁卡因胺　　D. 合理安排休息和活动
E. 遵医嘱用药,勿滥用或自行停药

7. 患者,女性,38 岁,患系统性红斑狼疮 5 年,近日因面部红斑加重而再次入院。患者不愿照镜子,不愿与人交谈。该患者目前最主要的护理诊断是(　　)。
A. 皮肤完整性受损　　B. 自我形象紊乱　　C. 有感染的危险
D. 知识缺乏　　E. 体液过多

8. 患者,女性,40 岁,患系统性红斑狼疮 10 年。该疾病最常见的死亡原因是(　　)。
A. 心肌炎　　B. 慢性肾衰　　C. 消化道大出血
D. 颅内高压　　E. 肺炎

9. 患者,女性,24 岁,患系统性红斑狼疮 4 年,近日因皮肤红斑加重而再次入院。该患者皮肤护理错误的是(　　)。
A. 出门穿长袖衣裤　　B. 每日温水洗脸　　C. 碱性肥皂洗脸
D. 餐后消毒液漱口　　E. 避免使用化妆品

10. 患者,女性,26 岁,患系统性红斑狼疮 5 年。该疾病属于(　　)。
A. 感染性疾病　　B. 遗传性疾病　　C. 传染性疾病
D. 自身免疫性疾病　　E. 过敏性疾病

11. 某系统性红斑狼疮的女患者,病史 3 年,有发热和关节肿痛,面部发现紫红色斑块并有少量蛋白尿发生。下列护理措施不恰当的是(　　)。
A. 清水洗脸　　B. 避免使用肾脏损害药物
C. 房间内挂厚窗帘遮光　　D. 经常检查口腔和皮肤损伤情况
E. 多食芹菜、香菜等绿叶蔬菜

二、填空题

1. 系统性红斑狼疮患者的皮疹常见于______部,最典型的表现是______。
2. 系统性红斑狼疮最常受累的脏器是______,治疗本病的主要药物是______。

三、名词解释

系统性红斑狼疮

参考答案

一、选择题

1. A　2. A　3. D　4. B　5. D　6. B　7. B　8. B　9. C　10. D　11. E

二、填空题

1. 面　蝶形红斑

2. 肾脏　糖皮质激素

三、名词解释

是一种具有多系统损害表现的慢性自身免疫性疾病。

第三节 类风湿关节炎病人的护理

知识提要

1. 类风湿关节炎是一种自身免疫性疾病，产生一种自身抗体 IgM，称类风湿因子（RF）。
2. 晨僵的程度和持续时间可作为判断病情活动度的指标。
3. 关节炎主要累及小关节，特别是手关节的对称性关节炎，最常见部位是掌指关节、近端指间关节和腕关节。
4. 非甾体抗炎药为本病首选药物，如阿司匹林、吲哚美辛、布洛芬等。
5. 基本病理改变是关节滑膜炎。

习题

一、选择题

1. 某老年孤寡女性，患类风湿关节炎多年，现仍有反复的关节疼痛。目前双手有尺侧偏向性畸形，握物困难，运动受限，严重影响做饭、洗漱等日常生活能力，因此产生悲观厌世情绪。该患者目前的护理问题不包括（　　）。

   A. 有皮肤完整性受损的危险　　B. 疼痛
   C. 生活自理能力缺乏　　D. 个人应对无效　　E. 功能障碍性悲哀

2. 防治类风湿关节炎的要点中错误的是（　　）。

   A. 阿司匹林消炎止痛　　B. 缓解晨僵和疼痛　　C. 长期应用糖皮质激素
   D. 适当选用免疫抑制剂　　E. 注意锻炼关节功能

3. 类风湿关节炎最常侵犯的关节是（　　）。

   A. 腕关节　　B. 踝关节　　C. 膝关节
   D. 肩关节　　E. 近端指间关节

4. 治疗类风湿关节炎的首选药物是（　　）。

   A. 阿司匹林　　B. 泼尼松　　C. 左旋咪唑
   D. 环磷酰胺　　E. 秋水仙碱

5. 饭后服用的目的是(　　)。
A. 提高药物的吸收率　B. 减少对消化道的刺激　C. 减少对肝脏的损害
D. 降低药物的毒性　E. 减少对肾脏的损害

6. 患者,女性,36 岁,双手关节肿胀、疼痛、晨僵明显,诊断为类风湿关节炎,为缓解其关节僵硬、疼痛,不宜采取的方法是(　　)。
A. 红外线/超短波透热　B. 局部热敷　C. 热水浸泡
D. 限制双手关节活动　E. 按摩

7. 患者,女性,59 岁,患类风湿关节炎 18 年,全身各大小关节疼痛,伴有晨僵,查体:患者双手呈天鹅颈样畸形,饮食起居困难。目前主要的护理诊断不包括(　　)。
A. 疼痛:关节疼痛　B. 自理缺陷　C. 功能障碍性悲哀
D. 有废用综合征的危险　E. 潜在并发症

8. 患者,男性,56 岁,患类风湿关节炎 18 年,全身多处关节疼痛,伴有晨僵,查体:患者双手呈天鹅颈样畸形,饮食起居困难。该病关节病变的特点错误的是(　　)。
A. 多对称　B. 关节可畸形　C. 远端足趾关节最常受累
D. 关节周围软组织可受累　E. 发作时疼痛

9. 患者,女性,24 岁,因双肘、腕、手指近端指间关节肿痛 5 年,加重 1 个月,以类风湿关节炎入院,经休息、药物治疗后,病情缓解,下一步最主要的护理是(　　)。
A. 向患者介绍如何观察药物副作用　B. 给予高热量、高蛋白饮食
C. 关节固定　D. 指导患者进行功能锻炼,要循序渐进
E. 长期卧床休息,避免疲劳

二、名词解释

类风湿关节炎

参考答案

一、选择题

1. A　2. C　3. E　4. A　5. B　6. D　7. E　8. C　9. D

二、名词解释

是以侵袭性、对称性多关节损伤为主要临床表现的慢性、全身性自身免疫性疾病。

第九章

神经系统疾病病人的护理

学习目标

识记

1. 描述神经系统疾病病人常见症状体征的护理措施。
2. 描述三叉神经痛病人的护理措施。
3. 列举短暂性脑缺血发作病人的护理措施。
4. 复述脑梗死病人的护理评估和护理措施。
5. 复述脑出血病人的护理评估和护理措施。
6. 复述蛛网膜下腔出血病人的护理评估和护理措施。
7. 列举帕金森病病人的护理措施。
8. 描述癫痫病人的护理措施。

理解

能叙述脑血栓形成和脑栓塞的不同点。

应用

运用所学知识对脑出血病人进行健康教育。

第一节 神经系统疾病病人常见症状体征的护理

知识提要

1. 剧烈头痛伴喷射样呕吐，常见于颅内压增高。脑膜刺激征见于脑膜炎和蛛网膜下腔出血。
2. 颅内高压病人床头可抬高 15°～30°，呕吐时头偏向一侧，以防误吸呕吐物而窒息。
3. 有感觉障碍的患者要注意保暖防冻、防烫、防搔抓、防碰撞和防重压。慎用热水袋或冰袋，热水袋水温不宜超过 50 ℃。
4. 躯体活动障碍的患者，应协助其定时翻身及拍背，按摩关节和骨隆突部位。
5. 以觉醒度改变为主的意识障碍，包括嗜睡、昏睡、浅昏迷及深昏迷。
6. 应协助意识障碍患者每 2～3 小时翻身 1 次，防止压疮发生。
7. 瘫痪病人首选患侧卧位。

习题

一、选择题

1. 下列不属于生理反射的是（　　）。
   A. 肌张力　　B. 腱反射　　C. 角膜反射
   D. 巴宾斯基征　　E. 膝跳反射
2. 可出现脑膜刺激征的是（　　）。
   A. 脑血管意外　　B. 蛛网膜下腔出血　　C. 脑疝
   D. 末梢神经炎　　E. 脑梗死
3. 颅内压增高的表现不正确的是（　　）。
   A. 喷射性呕吐　　B. 视神经盘水肿　　C. 黄疸
   D. 复视　　E. 意识障碍
4. 颅内压增高的患者应用甘露醇，静脉滴注的时间要求是（　　）。
   A. 5～10 min　　B. 15～30 min　　C. 40～60 min
   D. 60～70 min　　E. 80～90 min

5. 瘫痪的病人首选的体位是（　　）。
A. 平卧位　B. 患侧卧位　C. 健侧卧位
D. 俯卧位　E. 半卧位

二、名词解释

1. 意识障碍
2. 共济失调

参考答案

一、选择题

1. D　2. B　3. C　4. B　5. B

二、名词解释

1. 指人对外界环境刺激缺乏反应的一种精神状态，表现为觉醒度下降和意识内容变化两个方面。
2. 指由小脑、前庭及本体感觉功能障碍导致的运动笨拙和不协调，引起机体平衡、姿势和步态异常。

第二节　三叉神经痛病人的护理

知识提要

1. 三叉神经痛以疼痛为最突出表现。鼻翼、口角、颊部或舌部为敏感区，洗脸、刷牙、进食可诱发。
2. 三叉神经痛治疗的关键是迅速有效止痛，首选的药物为卡马西平。

习题

选择题

1. 下列属于三叉神经痛疼痛特点的是(　　)。
   A. 刷牙不会诱发疼痛　B. 疼痛性质为钝痛
   C. 疼痛往往持续数小时至数天　D. 鼻翼、颊部为敏感区
   E. 神经系统检查可见阳性体征
2. 三叉神经痛治疗的首选药物是(　　)。
   A. 吗啡　B. 卡马西平　C. 吲哚美辛
   D. 阿司匹林　E. 哌替啶(杜冷丁)
3. 下列属于三叉神经痛疼痛的敏感区的是(　　)。
   A. 枕部　B. 耳后　C. 鼻翼
   D. 上肢　E. 肩胛部

参考答案

选择题

1. D　2. B　3. C

第三节 急性炎症性脱髓鞘性多发性神经病病人的护理

知识提要

1. 急性炎症性脱髓鞘性多发性神经病首发症状为四肢对称性、弛缓性肢体瘫痪，急性呼吸衰竭是该患者的主要死因。
2. 急性炎症性脱髓鞘性多发性神经病会出现感觉障碍，感觉缺失呈手套、袜子型分布。
3. 脑脊液蛋白增高而细胞数正常，是急性炎症性脱髓鞘性多发性神经病的特征性表现。

习题

选择题

1. 急性炎症性脱髓鞘性多发性神经病患者脑脊液的典型表现是（　　）。
   A. 蛋白、细胞数正常　B. 蛋白、细胞数均高　C. 蛋白正常、细胞数增高
   D. 蛋白增高、细胞数正常　E. 蛋白、细胞数均低
2. 护理急性炎症性脱髓鞘性多发性神经病病人发现呼吸肌重度麻痹时应（　　）。
   A. 去枕平卧　B. 高流量吸氧　C. 人工呼吸
   D. 迅速准备气管插管或行气管切开　E. 给予呼吸兴奋剂
3. 急性炎症性脱髓鞘性多发性神经病病人首发症状多为（　　）。
   A. 单侧肢体疼痛　B. 四肢对称性无力　C. 单侧肢体感觉减退
   D. 大小便失禁　E. 视力模糊
4. 急性炎症性脱髓鞘性多发性神经病病人死亡的主要原因是（　　）。
   A. 脑梗死　B. 营养障碍　C. 急性呼吸衰竭
   D. 心律失常　E. 低血压

参考答案

选择题

1.D　2.D　3.B　4.C

第四节 脑血管疾病病人的护理

知识提要

1. 脑血管疾病的危险因素中,高血压是最重要的独立危险因素。
2. 短暂性脑缺血发作一般持续 10～15 min,最长不超过 24 h,一般不遗留后遗症。
3. 短暂性脑缺血发作时卧床休息,枕头不宜太高(以 15°～ 20°为宜)。
4. 短暂性脑缺血发作治疗时,抗凝血药首选肝素,有消化性溃疡和严重高血压者禁用。
5. 脑梗死临床最常见的类型为脑血栓形成和脑栓塞。
6. 脑血栓形成最常见的基本病因为脑动脉粥样硬化。脑栓塞最常见的原因是心源性栓子。
7. 脑血栓形成好发于中老年人,发病前有头昏、头痛等前驱症状。安静状态下或睡眠中发病。
8. 脑栓塞可发生于任何年龄。多在活动中急骤发病,无前驱症状。
9. 脑血栓形成发病后 6 h 内应用尿激酶、链激酶等溶栓治疗。降低颅内压常用 20%甘露醇。
10. 脑血栓形成病人头部禁用冷敷,以免脑血管收缩导致血流缓慢,而使脑血流量减少。
11. 偏瘫、感觉障碍者,注意保持瘫痪肢体功能位,防止关节变形,及早开始肢体功能锻炼。
12. 高血压是脑出血最常见的病因。高血压性脑出血好发部位为大脑基底节区,主要表现为剧烈头痛,恶心、呕吐。
13. 基底节区出血因病变累及内囊,典型病人出现"三偏综合征",即病灶对侧偏瘫、偏身感觉减退和双眼对侧同向偏盲。
14. 脑桥出血表现为交叉性瘫痪。两侧瞳孔呈针尖样缩小是脑桥出血的特征性表现。
15. 脑出血患者脑脊液压力常增高,多为血性脑脊液。
16. 脑出血急性期的治疗常用 20%甘露醇快速静脉滴注,应在 15～30 min 内快速滴完。
17. 脑出血急性期应绝对卧床休息 2～4 周,侧卧位,抬高床头 15°～30°以减轻脑水肿。在发病 24 h 内应暂禁食。
18. 脑出血病人若出现剧烈头痛、喷射性呕吐、血压升高、脉搏洪大、呼吸不规则、意识障碍进行性加重及两侧瞳孔不等大等情况，常为脑疝先兆表现。

19. 蛛网膜下腔出血以青壮年多见，最常见的病因为颅内动脉瘤破裂。

20. 脑膜刺激征是蛛网膜下腔出血最具有特征性的体征。

21. 数字减影血管造影是蛛网膜下腔出血患者最有价值的检查。脑脊液检查可见血性脑脊液。

22. 蛛网膜下腔出血患者应绝对卧床休息 4～6 周，抬高床头 15°～20°以减轻脑水肿。

习题

一、选择题

1. 患者，男性，67 岁，脑出血，昏迷 5 个月，提供鼻饲时，护理操作不正确的是(　　)。
   A. 两次鼻饲间隔时间不少于 2 h
   B. 鼻饲饮食应防止变质
   C. 胃管每日更换，晚上拔出，次晨由另一个鼻孔插入
   D. 鼻饲液的温度应保持在 38～40 ℃之间
   E. 注入食物或药物前要确认胃管在胃内

2. 患者，男性，70 岁，高血压和糖尿病病史 18 年，因突发左侧肢体活动不便 5 h 入院。查体：神志清楚，呼吸 19 次/分，脉搏 93 次/分，血压 194/106 mmHg，护理措施中最重要的是(　　)。
   A. 使用床挡　B. 密切监测血压的变化　C. 安置胃管
   D. 保持右侧卧位　E. 进行手术前准备

3. 患者，男性，73 岁。有高血压病史 9 年，今晨醒来时右手活动不灵，站立时右腿也无力，症状逐渐加重，意识一直清楚，最可能发生了(　　)。
   A. 脑出血　B. 脑血栓形成　C. 脑栓塞
   D. 短暂性脑缺血发作　E. 阿尔茨海默病

4. 脑血栓形成的发病时间多在(　　)。
   A. 气温较低时　B. 饱餐时　C. 剧烈运动时
   D. 睡眠时　E. 没有固定发病时间

5. 患者，男性，78 岁，睡醒后发现一侧偏瘫，神志清楚。血压 186/108 mmHg，脑脊液正常，应考虑为(　　)。
   A. 脑出血　B. 脑血栓形成　C. 脑栓塞
   D. 蛛网膜下腔出血　E. 短暂性脑缺血发作

6. 脑血栓形成易发生在夜间休息时的主要原因是(　　)。
   A. 气温较低　B. 低枕平卧　C. 晚餐过饱

D. 血糖太低　　E. 血流缓慢，血液黏稠

7. 一脑出血病人，处于熟睡状态，压迫眶上神经勉强使其转醒，醒时答话模糊，答非所问，很快又再入睡，该病人的意识状态为(　　)。
A. 昏睡　　B. 意识模糊　　C. 嗜睡
D. 浅昏迷　　E. 深昏迷

8. 患者，男性，40 岁，突发剧烈头痛，伴频繁呕吐，继而神志不清，体温 36.8 ℃，颈抵抗，心肺无异常，肢体无偏瘫，应考虑为(　　)。
A. 脑出血　　B. 脑血栓形成　　C. 短暂性脑缺血发作
D. 蛛网膜下腔出血　　E. 脑栓塞

9. 患者，男性，患高血压 20 年，昨天与人争吵后突然昏迷倒地，一侧上下肢瘫痪，口斜眼歪，应考虑为(　　)。
A. 癫痫发作　　B. 脑栓塞　　C. 脑血栓形成
D. 脑出血　　E. 蛛网膜下腔出血

10. 蛛网膜下腔出血的病人防止再出血的最有效方法是(　　)。
A. 应用镇静剂　　B. 绝对卧床 4～6 周　　C. 使用止血药
D. 避免体力劳动　　E. 手术治疗

11. 对脑出血病人的健康指导，不正确的是(　　)。
A. 低脂低胆固醇饮食　　B. 积极治疗原发病　　C. 保持大便通畅
D. 每日监测血压的变化　　E. 可饮酒改善循环

12. 某急性脑出血病人，头痛、恶心、喷射性呕吐，呼吸快而不规则，血压明显升高，意识障碍，下列护理不适用的是(　　)。
A. 绝对卧床休息
B. 每 2 小时翻身 1 次
C. 及时清除呕吐物，防止吸入性肺炎
D. 头部略抬高
E. 48 h 后病情稳定，可进流质饮食

(13～14 题共用选项)
A. 脑栓塞　　B. 脑血栓形成　　C. 脑肿瘤　　D. 蛛网膜下腔出血　　E. 脑出血

13. 有明显脑膜刺激征的是(　　)。

14. 多在安静休息或睡眠时发病的是(　　)。

(15～16 题共用题干)

患者，男性，69 岁，高血压 28 年，于家中如厕时突然晕倒，送到医院诊断为脑出血。查体：昏迷，左侧偏瘫，血压 188/106 mmHg。

15. 保持患者安静卧床，护理动作轻柔的目的是(　　)。
A. 防止加重出血　　B. 改善脑缺氧　　C. 减轻脑水肿

D. 保持呼吸道通畅　E. 避免外伤

16. 对患者的护理措施不妥的是(　　)。

A. 密切观察病情变化　B. 2 h 翻身 1 次　C. 急性期避免搬动以防出血

D. 24 h 内应暂禁食　E. 平卧位,使其头偏向一侧

17. “三偏综合征”常见于(　　)。

A. 脑桥出血　B. 小脑出血　C. 基底节区出血

D. 蛛网膜下腔出血　E. 脑栓塞

18. 患者,女性,72 岁,因脑梗死入院,护理措施不妥的是(　　)。

A. 取头高足低位　B. 头部禁用冰袋　C. 吞咽困难者给予鼻饲

D. 保持大便通畅　E. 遵医嘱使用溶栓药物

19. 患者,风湿性心脏病 13 年,上楼、打扫卫生等即感胸闷心悸、气促,休息片刻可以缓解,洗脸、进餐等无症状,护士发现患者突然出现偏瘫,提示该患者可能发生(　　)。

A. 脑血栓形成　B. 脑栓塞　C. 肺性脑病

D. 高血压脑病　E. 蛛网膜下腔出血

20. 脑出血患者给予 20%的甘露醇静脉滴注,其主要作用是(　　)。

A. 降低血压　B. 降低颅内压　C. 帮助止血

D. 利尿　E. 控制感染

21. 患者晚上 6 时突然发生左侧肢体不能活动,夜班护士查房时发现患者肢体恢复了功能,所有症状消失,考虑该患者可能是(　　)。

A. 脑肿瘤　B. 短暂脑缺血发作　C. 脑血栓形成

D. 脑栓塞　E. 蛛网膜下腔出血

22. 患者,男性,77 岁,晨起发现眩晕、呕吐、枕部头痛,共济失调,吞咽困难。提示该患者可能发生(　　)。

A. 脑血栓形成　B. 小脑出血　C. 脑震荡

D. 内囊出血　E. 蛛网膜下腔出血

二、名词解释

1. 脑梗死
2. 脑栓塞

三、简答题

1. 简述对吞咽障碍患者的护理措施。
2. 如何对脑出血病人进行健康教育?

参考答案

一、选择题

1.C 2.B 3.B 4.D 5.B 6.E 7.A 8.D 9.D 10.B 11.E 12.B 13.D 14.B 15.A 16.B 17.C 18.A 19.B 20.B 21.B 22.B

二、名词解释

1. 指因脑部血液循环障碍,缺血、缺氧所致的局限性脑组织缺血性坏死或软化。
2. 指各种栓子随血流进入颅内动脉,使血管腔急性闭塞,引起相应供血区的脑组织缺血坏死出现局灶性神经功能缺失的症状。

三、简答题

1.(1)观察病人能否自行口腔进食,饮水有无呛咳,了解病人进食不同稠度食物的吞咽情况、进食量及速度。(2)鼓励能吞咽的病人自行进食,选择营养丰富易消化的食物,将食物调成糊状使其易于形成食团便于吞咽,避免粗糙、干硬及辛辣的刺激性食物,少量多餐。(3)进食时病人取坐位或健侧卧位,将食物送至口腔健侧的舌根部,以利于吞咽;吞咽困难病人避免使用吸水管;进食后应保持半卧位 30~60 min。(4)床旁备齐吸引装置,一旦发生误吸应立即清除口鼻分泌物和呕吐物,保持呼吸道通畅。(5)不能进食的病人,遵医嘱应给予鼻饲,告知病人或家属鼻饲饮食的原则、方法及注意事项。

2.(1)疾病知识指导,向病人和家属介绍脑出血的基本知识,明确积极治疗原发病对防止再次发病的重要性;尽量避免情绪激动及血压骤升骤降等诱发因素;指导病人注意病情,每日定时测血压,定期随诊,发现血压异常波动,或有头痛、头晕及其他不适及时就诊。(2)康复训练指导,向病人和家属说明康复训练越早疗效越好,强调坚持长期康复训练的重要性,并介绍康复训练的具体方法,使病人尽可能恢复生活自理能力。(3)生活指导,指导病人建立健康的生活方式,戒烟酒,保持大便通畅,保证睡眠充足,适当运动,避免过度劳累。

第五节 帕金森病病人的护理

知识提要

1. 帕金森病患者的主要病变部位在黑质。静止性震颤常为首发症状。
2. 药物治疗是帕金森病最主要的治疗手段。常用的治疗药物有盐酸苯海索、复方左旋多巴等。
3. 左旋多巴制剂仍是治疗帕金森病最有效的药物。
4. 盐酸苯海索(安坦)等抗胆碱的药物对肠道运动有抑制作用,因此在餐后或进餐时服用为好。
5. 多巴胺受体激动剂有胃肠道刺激性,应与食物同服。
6. 金刚烷胺可引起失眠,不宜晚上服用,以早、午服用为宜。

习题

选择题

1. 患者,男性,63 岁,四肢活动障碍加重 2 d 入院。无慢性疾病史,查体:表情呆滞,慌张步态,四肢呈齿轮样,肌张力增高,双手指鼻实验正常。头颅磁共振成像无异常,诊断为帕金森病,患者的主要病变部位在(　　)。

　A. 丘脑　　B. 小脑　　C. 黑质
　D. 白质　　E. 灰质

2. 发生帕金森的原因是由于下列哪种神经递质减少?(　　)

　A. 多巴胺　　B. 乙酰胆碱　　C. 5-羟色胺
　D. 肾上腺素　　E. γ-氨基丁酸

3. 下列关于帕金森病静止性震颤的描述不正确的是(　　)。

　A. 病变常从一侧下肢开始
　B. 常为首发症状
　C. 震颤多在静止时出现
　D. 活动时震颤减轻,入睡后消失

E. 病情进展后可累及下颌、口唇、面部、四肢

4. 下列哪种药物不能用来治疗帕金森病？（　　）

A. 金刚烷胺　　B. 左旋多巴　　C. 氯丙嗪

D. 盐酸苯海索　　E. 普拉克索

5. 帕金森病患者患病 7 年，行走时以小步前冲动作为主，害怕摔倒，护士指导患者行走时应避免（　　）。

A. 双臂自然摆动　　B. 尽量跨大步　　C. 目视前方

D. 足跟先着地　　E. 行走时将注意力集中于地面

6. 患者，男性，61 岁，3 年前逐渐出现两下肢震颤，休息时明显，行动迟缓，行走时小步向前冲，面部表情少，应考虑（　　）。

A. 脑出血　　B. 癫痫　　C. 重症肌无力

D. 帕金森病　　E. 脑栓塞

参考答案

1. C　2. A　3. A　4. C　5. E　6. D

第六节 癫痫病人的护理

知识提要

1. 癫痫发病的主要生理改变为发作时大脑神经元出现异常的、高频度的同步性放电。
2. 癫痫小发作多见于儿童。特征性表现是突发短暂的(5～10 s)意识丧失和正在进行的动作中断，双眼茫然瞪视，呼之不应，事后立即清醒，继续原先进行的活动，对发作无记忆。
3. 癫痫持续状态指癫痫连续发作之间意识或神经功能未完全恢复又频繁发作，或癫痫发作持续 30 min 以上。常见原因为突然停用抗癫痫药或急性脑病、饮酒、过度疲劳等。
4. 癫痫发作时有特异性脑电图改变，是本病诊断最重要、最有价值的指标。
5. 癫痫持续状态的首选药物是地西泮。
6. 为防止受伤，有发作先兆时，应将病人立即平卧，或将病人抱住缓慢就地平放，避免摔伤。
7. 癫痫病人应坚持长期、规律、有选择、单一用药的原则。停药遵循缓慢和逐渐减量的原则，一般需 6 个月以上，不能间断服药或自行停药。

习题

一、选择题

1. 治疗癫痫时，下列不正确的是(　　)。

   A. 抗癫痫药物服用前应做血、尿常规检查

   B. 每季度检查肝肾功能

   C. 药物应分次餐后服用，减轻胃肠道刺激

   D. 苯妥英钠静脉注射时应溶于葡萄糖溶液中

   E. 服药期间每月监测血、尿常规

2. 患者，男性，27 岁，突然发病，意识丧失，全身肌肉抽搐，口吐白沫伴尿失禁，首先考虑(　　)。

   A. 癔症　　B. 高血压脑病　　C. 脑血栓形成

D. 癫痫大发作　　E. 药物中毒

3. 患者,儿童,3 岁,吃饭时常把饭碗打破,常受家长斥责,一次吃饭时,其母发现小孩眼睛发直,随即饭碗坠地,数秒后正常,最可能的诊断是(　　)。

A. 癔症　　B. 癫痫小发作　　C. 强直性发作

D. 癫痫大发作　　E. 精神运动性发作

4. 诊断癫痫的主要依据是(　　)。

A. 家族史　　B. 血液寄生虫检查　　C. 脑部 CT/MRI

D. 血常规　　E. 病史和脑电图

5. 下列选项不符合癫痫的治疗原则的是(　　)。

A. 大剂量用药　　B. 单一用药无效可联合用药

C. 达到疗效后继续正规用药　　D. 以小剂量维持用药

E. 坚持长期服药,疗程在 4～5 年

6. 癫痫强直-痉挛发作呈持续状态时,最重要的护理措施是(　　)。

A. 避免刺激　　B. 防止跌倒　　C. 高流量吸氧

D. 防止继发感染　　E. 保持呼吸道通畅

7. 对癫痫病人的健康指导不妥的是(　　)。

A. 戒烟酒　　B. 可参加锻炼,如游泳　　C. 坚持遵医嘱服药

D. 定期复查　　E. 保持良好的心态

8. 癫痫持续状态时,不妥的护理措施是(　　)。

A. 缓慢静脉注射地西泮　　B. 保持病室安静,避免刺激　　C. 高流量吸氧

D. 防止舌头咬伤　　E. 用力按压肢体制止抽搐

9. 癫痫治疗时,用药正确的是(　　)。

A. 卡马西平是小儿癫痫的首选药　　B. 丙戊酸钠是部分性发作的首选药

C. 乙琥胺是典型失神发作的首选药　　D. 癫痫持续状态首选地西泮

E. 苯巴比妥仅用于单纯失神发作

二、名词解释

癫痫持续状态

参考答案

一、选择题

1.D　2.D　3.B　4.E　5.A　6.E　7.B　8.E　9.D

二、名词解释

指癫痫连续发作之间意识或神经功能未完全恢复正常又频繁发作，或癫痫发作持续30 min以上。

（赵婷雪）

第十章 传染病病人的护理

学习目标

识记

1. 描述传染病的基本特征及临床特点。
2. 复述传染病的流行过程及影响因素。
3. 复述传染病的预防措施。
4. 复述艾滋病的传播途径。
5. 列举病毒性肝炎病人的护理要点。
6. 描述肾综合征出血热病人的护理要点。
7. 描述伤寒病人的护理要点。

理解

1. 归纳传染病的流行病学特征。
2. 叙述艾滋病的临床表现。
3. 叙述切断艾滋病传染途径的方法。

应用

1. 正确指导流行性乙型脑炎高热患者降温。
2. 能制订艾滋病病人及家属健康教育方案。
3. 应用所学知识指导被动物咬伤病人对可疑伤口进行处理。

第一节 概论

知识提要

1. 传染即感染，是病原微生物和人体的一种相互作用、相互斗争的过程。
2. 传染病是指病原体感染人体后引起的具有传染性的疾病。
3. 隐性感染指病原体进入人体后，仅引起机体发生特异性免疫应答，病理变化轻微，临床上不显出任何症状、体征，只有通过免疫学检查才能发现。
4. 显性感染指病原体进入人体后，既引起机体发生免疫应答，又通过病原体本身的作用或机体的变态反应，使机体发生组织损伤，导致病理改变，出现临床特有的症状、体征。
5. 病原携带状态是指病原体侵入人体后，在人体内生长繁殖并不断排被出体外，感染者成为重要的传染源，而整个时期人体不出现任何疾病的状态。
6. 潜伏性感染指病原体感染人体后，寄生在机体某个部位，机体的免疫功能使病原体局限而不引起机体发病但又不能将病原体完全清除，病原体潜伏于机体内，当机体免疫功能下降时，导致机体发病。
7. 传染期是决定病人隔离期限的依据，传染性是传染病与感染性疾病的主要区别。
8. 潜伏期是指从病原体侵入人体到出现临床症状之前的时间。相当于病原体在体内繁殖、转移、定位导致临床症状出现前的时间。
9. 法定传染病分为甲、乙、丙三类，共 39 种。
   (1)甲类强制管理传染病，2 种：鼠疫、霍乱。
   (2)乙类严格管理传染病，26 种。
   (3)丙类监测管理传染病，11 种。
10. “三管一灭”是指管水源、管饮食、管粪便、灭苍蝇和蟑螂。
11. 传染病流行的三个条件：传染源、传播途径、易感人群。

习题

一、选择题

1. 病原体侵入人体后能否引起疾病，主要取决于(　　)。
   A. 机体的保护性免疫　　B. 病原体的侵入途径与特异性定位

C. 病原体的毒力与数量
D. 机体的天然屏障作用
E. 病原体的致病力与机体的免疫功能

2. 确定传染病检疫期的重要依据是( )。
A. 传染期
B. 隔离期
C. 潜伏期
D. 前驱期
E. 免疫期

3. 属于消化道传染病的是( )。
A. 甲型肝炎
B. 乙型肝炎
C. 丙型肝炎
D. 艾滋病
E. 狂犬病

4. 传染病流行的基本条件是( )。
A. 患者、病原携带者、受感染的动物
B. 周围性、地区性、季节性
C. 散发、流行、暴发流行
D. 传染源、传播途径、易感人群
E. 自然因素、社会因素

5. 熟悉各种传染病的潜伏期,最重要的意义是( )。
A. 协助诊断
B. 确定检疫期
C. 追踪传染源
D. 预测流行趋势
E. 有助于院内感染的鉴别

6. 急性传染病的发生、发展和转归,通常分为( )。
A. 潜伏期、前驱期、症状明显期、恢复期
B. 前驱期、出疹期、恢复期
C. 初期、极期、恢复期
D. 体温上升期、极期、体温下降期
E. 早期、中期、晚期

7. 以下属于乙类法定传染病的是( )。
A. 艾滋病
B. 鼠疫
C. 霍乱
D. 风疹
E. 手足口病

8. 医务人员发现传染病病人时应报告疫情,国务院规定报告的时限是( )。
A. 甲类传染病在 2 h 内
B. 甲类传染病在 12 h 内
C. 乙类传染病在 12～24 h 内
D. 乙类传染病可延长至 48 h 后
E. 甲类传染病在农村可在 24 h 内

9. 病原携带者按病原体种类不同可分为( )。
A. 潜伏期、急性、病后病原携带者
B. 急性、慢性、“健康”病原携带者
C. 慢性、潜伏期、病后病原携带者
D. 病后、慢性、急性病原携带者
E. 带病毒者、带菌者、带虫者

10. 水痘的主要传播途径是( )。
A. 直接接触与呼吸道传播
B. 粪-口传播
C. 性接触传播
D. 虫媒传播
E. 动物源性接触

11. 我国规定管理的传染病分为( )。
A. 甲类 1 种、乙类 23 种、丙类 11 种
B. 甲类 2 种、乙类 26 种、丙类 11 种
C. 甲类 3 种、乙类 28 种、丙类 9 种
D. 甲类 3 种、乙类 24 种、丙类 9 种

E. 甲类 3 种、乙类 30 种、丙类 10 种

12. 在感染过程中的 5 种不同表现，最常见的是（　　）。

A. 病原体被清除　　B. 隐性感染　　C. 显性感染

D. 病原携带状态　　E. 潜伏性感染

13. 从病原体侵入人体起，至开始出现临床症状的时期，称为（　　）。

A. 前驱期　　B. 潜伏期　　C. 症状明显期

D. 恢复期　　E. 复发期

14. 确定一种传染病的检疫期是根据该病的（　　）。

A. 最短潜伏期　　B. 平均潜伏期　　C. 最长潜伏期

D. 传染期　　E. 前驱期

15. 关于传染病的区域划分错误的是（　　）。

A. 分清洁区、半污染区、污染区　　B. 病室、厕所、浴室是污染区

C. 医护办公室是半污染区　　D. 更衣室是清洁区

E. 医护值班室为污染区

16. 属于甲类法定传染病的是（　　）。

A. 鼠疫、炭疽　　B. 霍乱、炭疽　　C. 鼠疫、霍乱

D. 霍乱、艾滋病　　E. 鼠疫、艾滋病

17. 关于消化道隔离，错误的描述是（　　）。

A. 最好同一病种病人收住同一病室　　B. 病人的用品、食具、便器等应专用

C. 病室应有防蝇、灭蝇设施　　D. 病人出院后不必进行终末消毒

E. 接触病人时应穿隔离衣，戴帽子及口罩，穿隔离鞋

二、填空题

1. 按我国传染病防治法规定，还应对乙类传染病中的______、______和人感染高致病性禽流感采取强制性隔离治疗措施。

2. 感染的表现形式中最常见的是______。

3. 乙型肝炎的传播途径是______。

4. 传染病流行的三个环节是______、______、______。

5. “三管一灭”是指______、______、______和______。

6. 甲型和戊型肝炎都以______为主要传播途径。

7. 水痘的主要传播途径是______。

8. 影响传染病流行过程的因素有______与______。

三、名词解释

1. 隐性感染

2. 病原携带状态

四、简答题

传染病的流行病学特征表现在哪些方面？

参考答案

一、选择题

1. E　2. C　3. A　4. D　5. B　6. A　7. A　8. A　9. E　10. A　11. B　12. B　13. B
14. C　15. E　16. C　17. D

二、填空题

1. 传染性非典型肺炎　炭疽中的肺炭疽
2. 隐性感染
3. 血液传播
4. 传染源　传播途径　易感人群
5. 管水源　管饮食　管粪便　灭苍蝇和蟑螂
6. 消化道
7. 呼吸道飞沫传播
8. 自然因素　社会因素

三、名词解释

1. 指病原体进入人体后，仅引起机体发生特异性免疫应答，病理变化轻微，临床上不显出任何症状、体征，只有通过免疫学检查才能发现。
2. 是指病原体侵入人体后，在人体内生长繁殖并不断被排出体外，感染者成为重要的传染源，而整个时期人体不出现任何疾病的状态。

四、简答题

(1)流行性：按传染病流行的强度与广度可分为散发性发病、流行、大流行与暴发流行。(2)季节性：不少传染病的发病率每年都有一定的季节性升高。主要是由于气温的变化，媒介昆虫的繁殖或传播方式易于实现。(3)地方性：有些传染病和寄生虫病由于中间宿主的存在、地理条件、气温条件、人民生活习惯等原因，常具有地方性。(4)外来性：某些传染病在国内或地区内原不存在，是由外来人口或物品从流行区带入。(5)人群分布性：有的传染病在人群中的分布可与年龄、性别、职业密切相关。

第二节 流行性感冒病人的护理

知识提要

1. 甲型流感病毒极易发生变异，常引起大流行。
2. 病人和隐性感染者是本病的主要传染源。潜伏期即有传染性，发病后 3 d 内传染性最强。
3. 流行性感冒主要通过飞沫传播。
4. 起病 3 d 内采用咽部含漱液、棉拭子或痰液的方法进行病毒分离，是确定诊断的重要依据。
5. 急性期病人宜安置在单人房间，执行呼吸道隔离 1 周或至主要症状消失。

习题

一、选择题

1. 确诊流行性感冒的方法是(　　)。
   A. 发病季节　　B. 呼吸道症状轻微而全身中毒症状严重
   C. 病毒分离　　D. 血凝抑制试验　　E. 补体结合试验
2. 关于流行性感冒下列选项错误的是(　　)。
   A. 由流行性感冒病毒引起
   B. 临床表现以上呼吸道症状较重
   C. 发热及全身中毒症状较重
   D. 传染性强
   E. 甲型流感病毒易发生变异

二、填空题

流行性感冒的传播途径为______。

参考答案

一、选择题

1. C　2. B

二、填空题

飞沫传播

第三节 病毒性肝炎病人的护理

知识提要

1. 甲型肝炎和戊型肝炎的主要传播途径是粪-口传播。
2. 乙型肝炎、丁型肝炎、丙型肝炎的主要传播途径是体液和血液传播。母婴传播亦是乙型肝炎感染的一种重要传播途径。
3. 乙型肝炎表面抗原(HBsAg)阳性见于乙型肝炎病毒(HBV)感染者,感染后 3 周血中首先出现 HBsAg 。
4. 乙型肝炎表面抗体(抗-HBs)阳性主要见于预防接种乙型肝炎疫苗后或过去感染乙型肝炎病毒并产生免疫力的恢复者。
5. 丙型肝炎病毒抗体(抗-HCV)是丙型肝炎感染的标记而不是保护性抗体。

习题

一、选择题

1. 对乙型肝炎 e 抗原(HBeAg)阳性母亲所生下的新生儿行预防乙型肝炎的免疫处理最恰当的方法是(　　)。

A. 丙种球蛋白　　B. 高效价乙肝免疫球蛋白　　C. 乙肝疫苗

D. 乙肝疫苗+高效价免疫球蛋白　　E. 乙肝疫苗+丙种球蛋白

2. 下列哪种是甲型肝炎的主要传播途径?(　　)

A. 注射输血　　B. 飞沫传播　　C. 唾液传播

D. 粪-口传播　　E. 垂直传播

3. 引起乙型肝炎感染在家庭内聚集的主要原因是(　　)。

A. 注射途径　　B. 母婴传播　　C. 粪-口传播

D. 性接触　　E. 虫媒传播

4. 针对 HBV 的特异性抗体中具有免疫保护作用的抗体是(　　)。

A. 抗-HBs　　B. 抗-HBc　　C. 抗-HBe

D. 抗-HBx　　E. 抗-PreS1

5. 下列哪一项不是乙型肝炎的传播途径?(　　)

A. 消化道传播　B. 输血或血制品　C. 注射途径
D. 母婴传播　E. 日常生活密切接触

6. 慢性病毒性肝炎的病程一般超过(　　)。
A. 2 周　B. 1 个月　C. 2 个月
D. 4 个月　E. 6 个月

7. 关于乙型肝炎患者的临床经过,以下选项正确的是(　　)。
A. 重叠感染 HDV 等其他肝炎病毒,可顿挫病情
B. 重型肝炎时凝血酶原活动度应大于 40%
C. 乙型肝炎是肝细胞癌的重要原因
D. 急性淤胆型肝炎易转化为胆汁性肝硬化
E. 慢性肝炎无肝外器官的损害

8. 能保护人体防止感染乙型肝炎的是(　　)。
A. 抗-HBs　B. 抗-HBc　C. 抗-HBe
D. DNA 聚合酶　E. HBeAg

9. 关于病毒性肝炎的临床经过,下列错误的是(　　)。
A. 甲型肝炎少见慢性病程　B. 乙型肝炎易呈慢性病程　C. 丁型肝炎少见慢性病程
D. 丙型肝炎易呈慢性病程　E. 戊型肝炎多呈急性病程

10. 在我国引起肝硬化最主要的肝炎类型是(　　)。
A. 甲型肝炎　B. 乙型肝炎　C. 丙型肝炎
D. 丁型肝炎　E. 戊型肝炎

11. 被乙型肝炎病人血液污染的针头刺破皮肤后,宜采取(　　)。
A. 应用干扰素　B. 立即注射乙肝疫苗
C. 注射丙种球蛋白　D. 注射高效价乙肝免疫球蛋白
E. 碘酒消毒

12. 急性病毒性肝炎早期最主要的治疗措施是(　　)。
A. 卧床休息　B. 保肝药物　C. 免疫制剂
D. 抗病毒药物　E. 维生素类药物

13. 应用于乙型肝炎被动免疫的生物制品是(　　)。
A. 乙肝疫苗　B. 高效价乙肝免疫球蛋白　C. 丙种球蛋白
D. 胎盘球蛋白　E. 抗毒素

14. 某护士在给 HBeAg 阳性的慢性肝炎患者采血时,不慎刺破左手拇指,此时亟须采取的重要措施是(　　)。
A. 立即注射乙肝疫苗　B. 立即进行酒精消毒
C. 定期复查肝功能和 HBV-IgM　D. 立即注射高效价乙肝免疫球蛋白和查血
E. 立即接种乙肝疫苗,1 周内注射高效价乙肝免疫球蛋白

15. 患者,男性,50 岁,近 1 周食欲减退、呕吐、疲乏无力,尿黄。自昨日起烦躁不安,呼吸

中有腥臭味，巩膜及皮肤黄染，皮肤可见瘀斑，腹水症阳性。目前最主要的护理问题是(　　)。

A. 体液过多　　B. 活动无耐力　　C. 皮肤完整性受损

D. 营养失调:低于机体需要量　　E. 潜在并发症:肝性脑病

16. 患者女性，26岁，既往体检时发现肝功能正常，抗-HBs阳性，反复查HBV其他血清标记物均为阴性。表示此患者为(　　)。

A. 乙型肝炎有传染性　　B. 乙型肝炎病情稳定　　C. 乙型肝炎病毒携带者

D. 乙型肝炎恢复期　　E. 对乙型肝炎病毒有免疫力

17. 某学校3周内有6位学生相继出现乏力、食欲减退、巩膜黄染，谷丙转氨酶增高，HBsAg(－)，抗HAV-IgG(－)。最可能的诊断是(　　)。

A. 急性甲型肝炎　　B. 急性乙型肝炎　　C. 急性丙型肝炎

D. 急性丁型肝炎　　E. 急性戊型肝炎

18. 患者，孕妇，29岁，既往体健，近1年来发现HBsAg阳性，无任何症状，肝功能正常。经十月怀胎，足月顺利分娩，分娩后，医生对此新生儿进行预防注射，切断的传播途径是(　　)。

A. 注射途径　　B. 母婴传播　　C. 消化道传播

D. 血液、体液传播　　E. 日常生活密切接触

二、填空题

1. 目前已确定的病毒性肝炎包括甲型肝炎、______、______、______和______。
2. 甲型肝炎和戊型肝炎都以______为主要传播途径。
3. 病毒性肝炎中，______与______主要表现为急性肝炎。
4. 甲型肝炎病人应按______隔离，隔离期为______周。

三、名词解释

1. 病毒性肝炎
2. 肝肾综合征

四、简答题

简述切断乙型肝炎传播途径的措施。

五、病例分析题

某居民点，于9～10月先后发生一批症状类同的急性病人300多人，且多数为儿童，其症状主要是短期发热，伴食欲缺乏、乏力，大部分病人有肝大、黄疸，部分病人有恶心、呕吐。白细胞数不高，尿蛋白阴性。

(1)你认为该地区这次流行的疾病是什么？

(2)你认为应怎样为患者进行有效的健康指导？

(3)你认为应怎样预防本病？

参考答案

一、选择题

1. D 2. D 3. B 4. A 5. A 6. E 7. C 8. A 9. C 10. B 11. D 12. A 13. B 14. D 15. E 16. E 17. A 18. B

二、填空题

1. 乙型肝炎 丙型肝炎 丁型肝炎 戊型肝炎
2. 消化道
3. 甲型肝炎 戊型肝炎
4. 肠道传染病 3～4

三、名词解释

1. 是由多种肝炎病毒引起的以肝脏病变为主的一种传染病。临床上以食欲减退、恶心、上腹部不适、肝区痛、乏力为主要表现。
2. 指在严重肝病时发生的功能性急性肾衰竭,临床上病情呈进行性发展。肝肾综合征是一种严重肝病伴有的特异性的急性肾衰竭,其最大的特点是这种急性肾衰竭为功能性的。

四、简答题

(1)针对血液传播途径的措施:①加强血源管理,保证血液、血制品及生物制品的安全生产与供应。②医疗及预防用注射器应实行一人一针一管制,各种医疗器械应进行严格消毒。

(2)针对母婴传播途径的措施:①HBsAg(+)的母亲所分娩下的新生儿接种乙肝疫苗。②对 HBsAg 阳性同时 HBeAg 阳性的母亲所分娩下的新生儿除接种乙肝疫苗外还需同时注射高效价乙肝免疫球蛋白可阻断母婴传播途径。

(3)针对日常生活密切接触传播途径的措施:①家庭中有 HBsAg 阳性者应实行分餐制。②加强托幼单位和服务行业卫生管理,洗漱用具专用;公用茶具、面巾、理发用具应按规定进行消毒处理。

五、病例分析题

(1)该地区这次流行的疾病是:甲型肝炎。

(2)①急性期卧床休息,待症状好转、黄疸减轻、肝功能改善后,逐渐增加活动量,以不感疲乏为宜。②急性期宜进清淡、易消化、富含维生素、蛋白适量饮食;黄疸消退期可逐渐增加饮食，少量多餐，应避免暴饮暴食。不宜长期摄入高糖、高热量饮食，禁烟酒。③病人的食具、用具、洗漱用品应专用，病人的排泄物、分泌物可用3%漂白粉消毒后弃去。④定期复查。

(3)①甲型肝炎应重点预防消化道传播，要加强粪便管理，保护水源，严格饮用水的消毒，加强食品和食具消毒。②易感者可接种甲肝疫苗，接触者可接种人血清免疫球蛋白以防止发病。

第四节 流行性乙型脑炎病人的护理

知识提要

1. 流行性乙型脑炎的传染源是人和动物，传播途径是蚊虫叮咬传播，流行于夏秋季节。
2. 流行性乙型脑炎的发病以 10 岁以下儿童居多。
3. 极期的重要表现为持续高热，是流行性乙型脑炎的必有症状。意识障碍的主要症状表现为嗜睡、昏睡、谵妄或昏迷。惊厥或抽搐，呼吸衰竭，为本病最严重表现和主要死因。
4. 流行性乙型脑炎并发症以支气管肺炎最常见。
5. 预防措施：防蚊、灭蚊，预防接种。

习题

一、选择题

1. 流行性乙型脑炎极期的临床表现，应除外的是(　　)。
   A. 高热及全身中毒症状　　B. 惊厥、呼吸衰竭
   C. 意识障碍及颅内高压表现　　D. 对称性瘫痪伴感觉丧失
   E. 脑膜刺激征及病理征阳性
2. 流行性乙型脑炎病程中最早出现的抗体是(　　)。
   A. 中和抗体　　B. 血凝抑制抗体　　C. 补体结合抗体
   D. 特异性 IgM 抗体　　E. Vi 抗体
3. 流行性乙型脑炎患者发生脑疝、呼吸衰竭时正确的抢救措施，应除外的是(　　)。
   A. 大剂量脱水剂静脉给药　　B. 山莨菪碱或阿托品静脉给药
   C. 地塞米松静脉给药　　D. 呼吸兴奋剂静脉给药
   E. 5%葡萄糖生理盐水静脉输注
4. 有关流行性乙型脑炎的叙述错误的是(　　)。
   A. 流行性乙型脑炎是自然疫源性疾病
   B. 传染源是患者、家畜、家禽
   C. 猪作为传染源的意义比人重要

D. 蚊虫既是传播媒介，又是乙型脑炎病毒的长期储存宿主

E. 人对乙型脑炎病毒普遍易感，感染后多为潜伏性感染

5. 流行性乙型脑炎的主要传染源是(　　)。

A. 病人　　B. 蚊虫　　C. 猪

D. 鸟　　E. 鸡

6. 流行性乙型脑炎最主要的3种凶险症状是(　　)。

A. 高热、惊厥、循环衰竭　　B. 高热、惊厥、呼吸衰竭

C. 高热、昏迷、惊厥　　D. 昏迷、惊厥、呼吸衰竭

E. 昏迷、呼吸衰竭、高热

7. 预防流行性乙型脑炎的综合措施是(　　)。

A. 管理好动物传染源及治疗病人　　B. 抓好防蚊、灭蚊工作

C. 管理好动物传染源及预防接种　　D. 早期发现病人及时隔离、治疗

E. 灭蚊与疫苗接种

二、填空题

1. 乙型脑炎病毒经______侵入人体，进入血液形成______，大多为______。

2. 流行性乙型脑炎临床上以______、______、______及______为主要表现，重症常发生__________。

3. 流行性乙型脑炎的常见并发症为______，多发生于深昏迷病人。

4. 流行性乙型脑炎抢救必须闯过的三关是______、______、______。

三、名词解释

流行性乙型脑炎

四、简答题

高热伴惊厥者进行人工冬眠疗法，其目的是什么？如何护理人工冬眠病人？

参考答案

一、选择题

1.D　2.D　3.E　4.E　5.C　6.B　7.E

二、填空题

1. 蚊虫叮咬　病毒血症　隐性感染
2. 高热　意识障碍　惊厥　脑膜刺激征　呼吸衰竭
3. 支气管肺炎
4. 高热　惊厥或抽搐　呼吸衰竭

三、名词解释

是由乙型脑炎病毒引起的以脑实质炎症为主要病变的急性中枢神经系统传染病。

四、简答题

人工冬眠疗法可使人体新陈代谢处于低水平，耗氧量减少，使中枢神经系统处于保护性抑制状态，减轻脑细胞损害。

人工冬眠病人的护理措施：(1)护理人工冬眠病人时应注意观察生命体征。(2)随时吸痰保持呼吸道通畅。(3)应注意做好皮肤护理，防止冻伤。

第五节 艾滋病病人的护理

知识提要

1. 传染源是病人及无症状人类免疫缺陷病毒(HIV)携带者。
2. 传播途径包括性接触传播、血液及血制品传播、母婴传播。
3. 艾滋病病毒有嗜神经性和嗜淋巴性,主要使 CD_4^+ T 淋巴细胞受破坏,导致免疫功能受损。
4. 艾滋病病期表现主要为机会性感染和卡波西肉瘤。机会性感染,主要是以肺孢子菌肺炎(PCP)最常见,且是艾滋病病人死亡的最主要原因。

习题

一、选择题

1. 艾滋病病毒可以引起免疫功能缺陷,主要是因为其侵犯了(　　)。
   A. 单核细胞　　B. CD_8^+ T 淋巴细胞　　C. CD_4^+ T 淋巴细胞
   D. 中性粒细胞　　E. 巨噬细胞
2. 艾滋病病人肺部感染最常见的病原体是(　　)。
   A. 结核分枝杆菌　　B. 白念珠菌　　C. 新型隐球菌
   D. 肺孢子菌　　E. 巨细胞病毒
3. 艾滋病应采取的隔离措施是(　　)。
   A. 消化道隔离　　B. 严密隔离　　C. 接触隔离
   D. 血液、体液隔离　　E. 呼吸道隔离
4. 艾滋病不可以用的消毒方法是(　　)。
   A. 高压湿热消毒法　　B. 75%乙醇　　C. 0.2%的次氯酸钠
   D. 焚烧　　E. 紫外线
5. 艾滋病的传染源是(　　)。
   A. 猪　　B. 犬　　C. 患者、病毒携带者
   D. 鼠　　E. 吸血昆虫

6. 下列有关 HIV 感染临床Ⅳ期的描述错误的是(　　)。
   A. 出现体质性疾病,但淋巴结肿大在此期表现不明显
   B. 出现神经系统症状
   C. 出现严重的临床免疫缺陷,导致各种机会性感染
   D. 因免疫缺陷而继发肿瘤,如卡波西肉瘤、非霍奇金病等
   E. 免疫缺陷并发其他疾病,如慢性淋巴细胞性间质性肺炎

7. HIV 不能通过下列哪种途径传播?(　　)
   A. 性接触　　B. 输血　　C. 母婴
   D. 握手　　E. 共用注射器注射

二、填空题

1. 艾滋病临床以______和______为主要表现。
2. 艾滋病传染源为______及______,传播途径为______、______及______。

三、名词解释

艾滋病

四、简答题

1. 简述典型艾滋病病期的临床表现。
2. 简述切断艾滋病传播途径的措施。

参考答案

一、选择题

1. C　2. D　3. D　4. E　5. C　6. A　7. D

二、填空题

1. 机会性感染　卡波西肉瘤
2. 艾滋病病人　无症状的 HIV 感染者　性接触传播　血液传播　母婴传播

三、名词解释

是一种危害性极大的传染病，由感染人类免疫缺陷病毒引起。

四、简答题

1. (1)症状：发热、乏力、食欲不振、消瘦和腹泻等全身症状。(2)机会性感染：由于严重的细胞免疫缺陷而出现多种条件致病微生物感染，其中以肺孢子菌肺炎最为常见，且是艾滋病病人的主要死亡原因。(3)肿瘤：常见的为卡波西肉瘤及淋巴瘤。(4)神经系统病变：可表现为亚急性脑炎、脊髓炎和神经炎。
2. (1)切断性传播途径：措施为加强性道德教育，严禁卖淫、嫖娼等杂乱性交活动。(2)切断血液及血制品传播途径：①严禁注射毒品；②严格筛选供血人员；③严禁进口各种血制品；④加强医疗器械的消毒，推广一次性医疗用品；⑤做好理发、洗浴等行业的卫生监督。(3)切断母婴传播途径：已感染 HIV 的育龄妇女应避免妊娠，已受孕者应终止妊娠。

第六节　肾综合征出血热病人的护理

知识提要

1. 肾综合征出血热又称流行性出血热，是由流行性出血热病毒引起的。
2. 鼠类为主要传染源。
3. 病毒能通过宿主动物的血及唾液、尿、便排出，鼠向人的直接传播是人类感染的重要途径。
4. 肾综合征出血热潜伏期一般为1～2周。典型临床经过分为五期：发热期、低血压休克期、少尿期、多尿期及恢复期。
5. 肾综合征出血热治疗原则：早发现、早休息、早治疗、就近治疗。

习题

一、选择题

1. 肾综合征出血热常见并发症除大出血外，应排除（　　）。

　A. 肝功能衰竭　　B. 继发性感染　　C. 中枢神经系统并发症

　D. 肺水肿　　E. 急性呼吸窘迫综合征

2. 肾综合征出血热主要传染源是（　　）。

　A. 鼠　　B. 猪　　C. 牛

　D. 猫　　E. 狗

二、填空题

肾综合征出血热发热期处理原则是______、______、______和预防______。

参考答案

一、选择题

1. A　2. A

二、填空题

抗病毒　减轻外渗　对症治疗　弥散性血管内凝血

第七节 狂犬病病人的护理

知识提要

1. 狂犬病是狂犬病病毒所致的急性传染病，人兽共患，多见于犬、狼、猫等肉食动物，人多因被病兽咬伤而感染。
2. 狂犬病病毒属于弹状病毒科拉沙病毒属，单链 RNA 病毒，动物通过互相间的撕咬而传播病毒。
3. 人被患病动物咬伤后，动物唾液中的病毒通过伤口进入人体而引发疾病。

习题

一、选择题

1. 下列关于狂犬病的描述，不正确的是(　　)。
   A. 由狂犬病病毒所致　　B. 以侵犯中枢神经系统为主
   C. 急性人兽共患传染病　　D. 不一定有恐水症状
   E. 病死率达 100%
2. 关于狂犬病的流行病学，下列选项错误的是(　　)。
   A. 发达国家狂犬病的主要传染源是野生动物　　B. 我国狂犬病的主要传染源是病犬
   C. 外观正常的动物不会引起狂犬病　　D. 病毒主要通过咬伤传播
   E. 也可经呼吸道传播
3. 关于狂犬病的治疗，下列选项错误的是(　　)。
   A. 发病后严格隔离患者，防止唾液污染　　B. 减少光、风、声等刺激
   C. 狂躁时用镇静剂　　D. 维护心血管和呼吸功能
   E. 立即注射狂犬疫苗

二、填空题

1. 狂犬病的病理变化主要为______，以______、______和______损害最为明显。
2. 狂犬病病毒主要通过_____传播，也可由_____传播，少数人可在______的过程中被感染。

三、简答题

人被可疑动物咬伤后应如何处理伤口？

参考答案

一、选择题

1. D　2. C　3. E

二、填空题

1. 急性播散性脑脊髓炎　大脑基底面海马回　脑干　小脑
2. 咬伤　带病毒犬的唾液　病毒经各种伤口侵入

三、简答题

尽快用20%肥皂水或0.1%苯扎溴铵（季胺类消毒液）反复冲洗至少半小时（季胺类消毒液与肥皂水不可合用），力求去除狗涎，挤出污血。冲洗后用70%乙醇溶液擦洗及浓碘酒反复涂拭，伤口一般不予缝合或包扎，以便排血引流。如有狂犬病免疫球蛋白或抗狂犬病血清，则应在伤口底部和周围行局部浸润注射。此外，要注意预防破伤风及其他细菌感染。

第八节 细菌性痢疾病人的护理

知识提要

1. 传染源是急性细菌性痢疾、慢性细菌性痢疾的病人和带菌者。该病经消化道传播，人群普遍易感。以乙状结肠和直肠的病变最为显著。
2. 细菌性痢疾反复发作或迁延不愈，病程超过 2 个月即为慢性细菌性痢疾。
3. 粪便培养出痢疾杆菌为确诊的依据。

习题

选择题

1. 关于痢疾杆菌，下列选项正确的是（　　）。
   A. 为革兰氏阴性杆菌，有鞭毛　　B. 对化学消毒剂不敏感
   C. 在外界生存时间甚短　　D. 对理化因素抵抗力强
   E. 产生外毒素和内毒素
2. 引起急性细菌性痢疾肠道病变及脓血便的主要原因是（　　）。
   A. 痢疾杆菌侵入肠黏膜固有层，引起固有层小血管痉挛，上皮细胞坏死，形成溃疡
   B. 内毒素引起肠壁坏死　　C. 外毒素引起肠黏膜坏死
   D. 迟发型变态反应　　E. 痢疾杆菌所产生的溶组织酶
3. 细菌性痢疾的病变部位主要位于（　　）。
   A. 乙状结肠与直肠　　B. 结肠　　C. 回盲部
   D. 回肠　　E. 结肠和空肠、回肠
4. 患者，男性，28 岁，急性腹泻 2 d，大便黄色水样，少许黏液，共 10 次，伴左下腹痛及里急后重。大便常规：黄色黏液便，红细胞 2～8/HP，白细胞 15/HP，发现结肠阿米巴。最可能的诊断是（　　）。
   A. 阿米巴痢疾　　B. 细菌性痢疾　　C. 霍乱
   D. 伤寒　　E. 结肠癌
5. 确诊细菌性痢疾最可靠的依据是（　　）。
   A. 典型脓血便　　B. 明显里急后重　　C. 大便培养阳性
   D. 免疫检查阳性　　E. 大便镜检发现大量脓细胞、吞噬细胞

参考答案

选择题

1. E　2. A　3. A　4. B　5. C

第九节 伤寒病人的护理

知识提要

1. 伤寒是由伤寒沙门菌引起的一种急性肠道传染病。
2. 传染源为患者和带菌者。
3. 肠出血是伤寒最常见的并发症，肠穿孔是最严重的并发症。
4. 血培养为最常用的确诊伤寒的方法。
5. 治疗伤寒首选药物为第三代喹诺酮类。

习题

一、选择题

1. 伤寒患者排菌量最多的时期是(　　)。
   A. 起病后第 1 周　　B. 起病后第 2～4 周　　C. 起病前 1 周
   D. 起病后第 5 周　　E. 起病后第 6 周
2. 疑似伤寒但血培养阴性者可做(　　)。
   A. 骨髓培养　　B. 大便培养　　C. 尿培养
   D. 肥达反应　　E. 胆汁培养
3. 小儿伤寒特点不正确的是(　　)。
   A. 发热以弛张型为多　　B. 胃肠道症状不明显　　C. 肝脾肿大较常见
   D. 易并发支气管肺炎　　E. 病死率较低
4. 伤寒首选治疗药物是(　　)。
   A. 喹诺酮类　　B. 氯霉素　　C. 头孢菌素类
   D. 利巴韦林　　E. 氨苄西林

二、填空题

伤寒典型临床经过分为______、______、______、______。

参考答案

一、选择题

1. B　2. A　3. B　4. A

二、填空题

初期　极期　缓解期　恢复期

（曾滟杰）

附录

全国护士执业资格考试部分真题

（内科护理部分）

1. 患者，女性，60 岁。有肺心病史 5 年。3 d 前受凉后咳嗽咳痰加重，咳黄痰，伴发热，呼吸困难不能平卧。该患者目前最重要的治疗措施是（　　）。

A. 强心药　　B. 利尿药　　C. 血管扩张药
D. 有效抗生素　　E. 呼吸兴奋药

2. 患者，男性，66 岁。因头晕心悸 1 年多，加重 2 d 就诊。体检：血压 180/100 mmHg，考虑为原发性高血压。给予降压治疗后，病人出现面部潮红、头痛，考虑是下列何种药物的副作用？（　　）

A. 氢氯噻嗪　　B. 硝苯地平　　C. 卡托普利
D. 氯沙坦　　E. 普萘洛尔

3. 患者，男性，58 岁。因心前区压榨样疼痛 4 h 余，伴冷汗、恐惧来院急诊，护士采取的措施中哪项不妥？（　　）

A. 监测血压　　B. 抽血送检　　C. 拍 X 胸片
D. 简单护理体检　　E. 心电监护

（4～8 共用题干）

患者，男性，52 岁，心率 150 次/分，心电图提示 QRS 时限＞0.12 s，R－R 间期不绝对相等，刺激迷走神经时心率无变化。

4. 你首先考虑下面哪一种心律失常？（　　）

A. 室上性心动过速　　B. 室性心动过速　　C. 心房颤动
D. 窦性心动过速　　E. 心房扑动

5. 护理人员应首先备好下列哪种急救设备？（　　）

A. 漂浮导管　　D. 心脏起搏器　　C. 体外反搏器
D. 除颤器　　E. 心电图机

6. 如果病人需进行心脏电复律，则电极板的位置是(　　)。

A. 胸骨左缘 2、3 肋间和心尖部　　B. 胸骨右缘 2、3 肋间和心尖部

C. 胸骨右缘 5、6 肋间和心尖部　　D. 胸骨两侧 2、3 肋间

E. 上腹部和心尖部

7. 应首选下列何种药物治疗？(　　)

A. 阿托品　　B. 洋地黄　　C. 利多卡因

D. 奎尼丁　　E. 胺碘酮

8. 在用药过程中，应注意观察病人有无(　　)。

A. 室性期前收缩呈二联律、房室传导阻滞、眩晕、色视

B. 白细胞减少、牙龈增生、共济失调

C. 心动过缓、低血压、房室传导阻滞

D. 兴奋、嗜睡、眩晕、抽搐

E. 心脏毒性、耳鸣失听、血小板减少、皮疹

(9～10 共用题干)

患者，女性，67 岁，肺心病病史 20 年，此次患肺炎 2 周以来咳嗽咳痰，今晨呼吸困难加重，烦躁不安，神志恍惚。查体：体温 37.4 ℃，脉搏 110 次/分，呼吸 36 次/分，节律不整，口唇发绀，两肺底闻及细湿啰音，心(一)，腹(一)，血压正常。

9. 何种卧位可减轻病人的呼吸困难？(　　)

A. 平卧位　　B. 右侧卧位　　C. 左侧卧位

D. 半卧位　　E. 头低脚高位

10. 此时对病人的治疗哪项不宜？(　　)

A. 静脉滴注氯化钾　　B. 给予镇静药　　C. 低流量吸氧

D. 给呼吸兴奋剂　　E. 使用人工呼吸器

11. 最有助于确诊肥厚型心肌病的检查是(　　)。

A. 胸部 X 射线　　B. 常规心电图　　C. 超声心动图

D. 动态心电图　　E. 心电图运动负荷试验

12. 心源性水肿常先发生于何部位？(　　)

A. 眼睑　　B. 颈部　　C. 背骶部

D. 踝部　　E. 上胸部

13. 患者，女性，50 岁。因胸闷胸痛持续发作 6 h 急诊入院，入院诊断：急性前壁心肌梗死，1 h 后，因病情恶化死亡。最可能的死因是(　　)。

A. 脑出血　　D. 呼吸衰竭　　C. 心源性休克

D. 心功能衰竭　　E. 心律失常

14. 休克患者血压和中心静脉压均低，提示(　　)。

A. 血容量严重不足　　B. 心功能不全　　C. 血管过度收缩

D. 血容量相对过多　　E. 血容量相对不足

15. 患者，女性，60 岁。慢性咳嗽、咳痰 10 年，2 d 来出现活动后心悸、呼吸困难。查体：颈静脉怒张，肝大有压痛，下肢水肿，呼吸 21 次/分，心率 120 次/分。诊断应首先考虑(　　)。

A. 风湿性心脏病　　B. 贫血性心脏病　　C. 高血压心脏病

D. 慢性肺源性心脏病　　E. 冠状动脉粥样硬化性心脏病

16. 患者，男性，30 岁，反复发作性呼吸困难，胸闷 2 年。2 d 前受凉后咳嗽，咳少量脓痰，呼吸困难并进行性加重。查体：双肺广泛哮鸣音，肺底部少许湿啰音。对该患者应首先考虑的治疗药物是(　　)。

A. 糖皮质激素　　B. β_2 受体激动剂　　C. 茶碱类

D. 抗生素　　E. 抗胆碱药

(17～20 共用题干)

患者，女性，40 岁，慢性支气管炎，在闻到探视者带来的鲜花时，哮喘发作，自感胸闷，气急，有痰不易咳出，具有喘憋感，呼吸 30 次/分。

17. 患者的呼吸发生的异常改变为(　　)。

A. 频率异常　　B. 节律异常　　C. 深浅度异常

D. 音响异常　　E. 快慢异常

18. 患者感到呼吸困难，其呼吸困难的特点为(　　)。

A. 吸气性呼吸困难　　B. 呼气性呼吸困难　　C. 混合性呼吸困难

D. 潮式呼吸　　E. 简短呼吸

19. 护士应立即为患者采取的最佳护理措施是(　　)。

A. 让病人平卧休息　　B. 安慰病人解除紧张　　C. 氧气吸入

D. 给予呼吸中枢兴奋剂　　E. 吸痰保持呼吸道通畅

20. 该病人肺上叶有炎症分泌物蓄积，有利于引流的体位是(　　)。

A. 头低足高位　　B. 左侧卧位　　C. 右侧卧位

D. 半坐位　　E. 头高足低位

21. 某哮喘患者突然出现极度呼吸困难，严重发绀，右胸剧痛。右胸部叩诊鼓音，听诊呼吸音消失，可能发生了(　　)。

A. 自发性气胸　　B. 重症哮喘　　C. 肺栓塞

D. 呼吸衰竭　　E. 窒息

22. 患者，男性，25 岁，患支气管扩张症，咯血约 200 mL 后突然中断，呼吸极度困难，喉部有痰鸣音，表情恐惧，张口瞠目，首选的处理是(　　)。

A. 患侧半卧位　　B. 保持呼吸道通畅　　C. 应用止咳药

D. 应用镇静剂　　E. 应用垂体后叶素

23. 痰液呈黄色，静置后分层（上层泡沫黏液、中层浆液、下层坏死组织沉淀物）见于（　　）。

A. 细菌性肺炎　　B. 慢性支气管炎　　C. 支气管扩张症

D. 肺结核　　E. 肺癌

24. 患者，男性，53 岁。近日体力活动时常出现呼吸困难，稍加休息可缓解，应考虑为（　　）。

A. 端坐呼吸　　B. 劳力性呼吸困难　　C. 支气管扩张症

D. 慢性右心衰竭　　E. 阵发性夜间呼吸困难

25. 患者，女性，20 岁。反复喘息发作 2 年，常在春季发病，为突然发作呼吸困难，咳嗽，经咳出白色黏痰后症状缓解。血象：有嗜酸性粒细胞增多，血清免疫球蛋白 E(IgE)增高。该患者最可能的问题是（　　）。

A. 过敏性肺炎　　B. 支气管哮喘　　C. 单纯性支气管炎

D. 喘息性支气管炎　　E. 支气管扩张症

26. 患者，女性，52 岁。3 d 前突然发冷发热，胸痛、咳嗽，咳脓性痰，气短。查体：精神萎靡，四肢末梢凉，体温 36.9 ℃，血压 80/50 mmHg，脉搏细弱，右肺下部闻及湿啰音。该病人最可能的问题是（　　）。

A. 肝脓肿并感染性休克　　B. 肺炎并感染性休克

C. 胸膜炎并感染性休克　　D. 急性胆道感染并感染性休克

E. 急性化脓性腹膜炎并感染性休克

27. 肺炎引起化脓性并发症最常见的病原菌是（　　）。

A. 金黄色葡萄球菌　　B. 大肠埃希氏菌　　C. 肺炎链球菌

D. 肺炎支原体　　E. 流感杆菌

28. 患者，男性，28 岁。上腹部疼痛 2 d，进食后疼痛加剧，疑为急性胰腺炎，饮食应为（　　）。

A. 禁食　　B. 低糖流质　　C. 稀饭

D. 普食　　E. 面条

29. 患者，男性，30 岁。左上腹刀割样疼痛伴呕吐腹胀，确诊为急性胰腺炎。止痛最好选用的药物是（　　）。

A. 阿托品　　B. 山莨菪碱　　C. 吗啡

D. 哌替啶　　E. 氯丙嗪

30. 对肝硬化失代偿期病人的护理应注意（　　）。

A. 应禁止食用蛋白质食物，以防诱发肝性脑病

B. 可随意进食普通饮食

C. 少量饮酒可扩张血管，改善门静脉循环

D. 饮食宜清淡，避免粗糙食物

E. 腹水时每天补水量不能少于 1 500 mL

31. 禁食高蛋白饮食的病人是(　　)。

A. 肾病综合征　　B. 贫血　　C. 肺结核

D. 肝昏迷　　E. 手术后

32. 男性,45 岁,曾有肝炎病史,最近 3 个月来反复出现牙龈、鼻出血,腹胀明显,实验室检查:血红蛋白 80 g/L,白细胞 4.0×10^9/L,血小板 60×10^9/L,血生化检谷丙转氨酶<40 U,白蛋白 36 g/L,球蛋白 35 g/L。其出血可能是由于(　　)。

A. 血小板减少　　B. 骨髓造血功能障碍　　C. 过敏

D. 肝硬化　　E. 营养不良

33. 若该病人从前日起,神志恍惚,情绪低沉,口齿不清,嗜睡,呼之不应,压迫其眶上神经仍有痛苦表情,应判断为(　　)。

A. 病情无变化　　B. 肝性脑病前驱期　　C. 肝性脑病昏迷前期

D. 肝性脑病昏睡期　　E. 肝性脑病昏迷期

34. 男性,50 岁。丰盛菜肴饱餐酗酒后 10 多个小时,上腹部持续性疼痛,并向左肩、腰背部放射,伴恶心、呕吐来急诊。根据病情首选的检查是(　　)。

A. 血常规　　B. 腹部 X 射线片　　C. 血尿淀粉酶检查

D. 腹部 B 超检查　　E. CT 检查

35. 患者,男性,50 岁,上腹部胀痛多年,当他向护士咨询时,你认为最好的鉴别方法是(　　)。

A. X 射线钡餐检查　　B. 大便隐血试验　　C. 纤维胃镜检查

D. 胃液分析　　E. 胃黏膜脱落细胞检查

(36～38 共用题干)

患者,女性,28 岁,近 3 d 发热,腰痛,伴尿急、尿频、尿痛,尿镜检白细胞增多 25/HP。

36. 考虑的诊断为(　　)。

A. 急性肾炎　　B. 肾盂肾炎　　C. 肾病综合征

D. 慢性肾炎　　E. 急进性肾炎

37. 该病人多饮水的目的是(　　)。

A. 降低体温　　B. 营养需要　　C. 缓解尿频

D. 冲洗尿路　　E. 治疗腰痛

38. 本病如何预防?(　　)

A. 做好会阴部卫生　　B. 长期锻炼　　C. 加强营养

D. 常服抗生素　　E. 戒烟酒

39. 患者,男性,30 岁,全身高度水肿 4 周。查体:血浆白蛋白 22 g/L,尿量 800 mL/d,尿蛋白 5 g/24 h,尿红细胞(++)。高度水肿的最主要原因是(　　)。

A. 继发性醛固酮增多　　B. 抗利尿激素增多　　C. 全身毛细血管扩张

D. 肾小球滤过率下降　　E. 血浆胶体渗透压下降

40. 肾小球毛细血管的滤过屏障中,作用最重要的是(　　)。

A. 内皮细胞层　　B. 基膜层　　C. 上皮细胞层

D. 系膜细胞层　　E. 内透明层

41. 患者,男性,45 岁,患 2 型糖尿病,体态肥胖,"三多一少"症状不明显,空腹血糖 10 mmol/L。其口服降糖药宜首选(　　)。

A. 格列本脲　　B. 甲苯磺丁脲　　C. 格列喹酮

D. 二甲双胍　　E. 阿卡波糖

42. 患者,男性,51 岁,近 3 年来出现关节炎症状和尿路结石,进食肉类食物时,病情加重。该患者发生的疾病涉及的代谢途径是(　　)。

A. 糖代谢　　B. 脂代谢　　C. 嘌呤核苷酸代谢

D. 嘧啶核苷酸代谢　　E. 氨基酸代谢

43. 长期注射胰岛素的糖尿病患者出院,护士在健康指导中哪种说法不妥?(　　)

A. 每天饭前 30 min 注射　　B. 不能在发炎、化脓、硬结处进针

C. 注射部位是两上肢的三角肌上缘　　D. 严格做好皮肤消毒

E. 针头与皮肤呈 30°～40° 进针

44. 患者,男性,68 岁,患 2 型糖尿病 10 年,在家自行口服降糖药物治疗。现突然失明,引起失明最可能的原因是(　　)。

A. 白内障　　B. 脑血管意外　　C. 颅内压增高

D. 视网膜脱离　　E. 视神经盘水肿

45. 甲状腺功能亢进患者,停用抗甲状腺药物治疗的指征是(　　)。

A. 全身酸痛、出汗　　B. 突眼加重、流泪　　C. 胃肠道症状

D. 白细胞计数$<3.0\times10^9$/L　　E. 心悸、头晕

46. 为病人进行胸部叩击的方法不正确的是(　　)。

A. 叩击适用于久病卧床、排痰无力的病人

B. 叩击时宜使用单层薄布保护胸廓部位

C. 叩击时间每一肺叶 1～3 min　　D. 叩击力度应轻柔

E. 操作后协助病人做好口腔护理

47. 患者,女性,23 岁,风湿性心脏病二尖瓣狭窄伴心房颤动已 6 年,半身麻木、活动不便 1 d,来院就诊,栓塞部位考虑是(　　)。

A. 肺动脉　　B. 肾动脉　　C. 脑动脉

D. 下肢动脉　　E. 肠系膜上动脉

48. 患者,女性,24 岁,患急性感染性多发性神经炎。查体:双下肢无力,其下肢仅能在床上移动,但不能抬起。此时患者肌力为(　　)。

A. 1 级肌力　　B. 2 级肌力　　C. 3 级肌力

D. 4 级肌力　　E. 5 级肌力

49. 患者,女性,24 岁,患慢性特发性血小板减少性紫癜,反复出血。经泼尼松治疗 7 个月后症状无好转。治疗可采用(　　)。

A. 改用地塞米松　　B. 大量血浆置换术　　C. 输血小板悬液

D. 脾切除　　E. 应用免疫抑制剂

(50～51 共用题干)

患者,女性,23 岁,1 年来反复出现两下肢瘀斑,月经量增多。查血象:血红蛋白 80 g/L,红细胞 3.0×10^{12}/L,血小板 19×10^{9}/L。初步诊断为慢性特发性血小板减少性紫癜。

50. 目前患者首优护理诊断是(　　)。

A. 知识缺乏　　B. 有受伤的危险　　C. 有感染的危险

D. 组织完整性受损　　E. 潜在并发症:颅内出血

51. 治疗应首选(　　)。

A. 抗生素　　B. 抗疟药　　C. 免疫抑制剂

D. 糖皮质激素　　E. 非甾体抗炎药

52. 小细胞低色素性贫血不可能见于(　　)。

A. 异常血红蛋白　　B. 缺铁性贫血　　C. 地中海贫血

D. 缺乏维生素 B_{12} 或叶酸所导致的贫血　　E. 铁粒幼细胞性贫血

53. 患者,女性,30 岁,四肢皮肤反复出现紫癜 1 年余,血小板明显减少,红、白细胞基本正常。诊断应考虑为(　　)。

A. 白血病　　B. 再生障碍性贫血　　C. 弥散性血管内凝血

D. 缺铁性贫血　　E. 特发性血小板减少性紫癜

54. 系统性红斑狼疮临床累及的关节和肌肉可表现为(　　)。

A. 关节畸形　　B. 关节附近肌肉萎缩　　C. 非畸形性关节炎

D. 梭状指　　E. 天鹅颈样畸形

55. 患者,女性,28 岁,以关节对称性红肿、疼痛和双面颊紫红色红斑入院。查体:抗核抗体(+),抗双链 DNA 抗体(+)。应首先考虑(　　)。

A. 过敏性紫癜　　B. 风湿性关节炎　　C. 类风湿关节炎

D. 系统性红斑狼疮　　E. 特发性血小板减少性紫癜

56. 患者,男性,58 岁,原有高血压、糖尿病、高脂血症,有一侧上下肢麻木及活动无力,昨夜睡眠好,但今晨起床后突然跌倒,家人扶起后发现病人口眼歪斜,右侧上下肢瘫痪,但神志清醒,应考虑(　　)。

A. 脑血栓形成　　B. 脑出血　　C. 脑梗死

D. 蛛网膜下腔出血　　E. 短暂性脑缺血发作

57. 患者,男性,25 岁,突发剧烈头痛,伴频繁呕吐,继之神志不清。检查:体温 36.8 ℃,颈强直,心、肺无异常,肢体无偏瘫,应考虑为(　　)。

A. 脑出血　　B. 脑血栓形成　　C. 脑肿瘤

D. 蛛网膜下腔出血　　E. 脑栓塞

58. 患者，女性，75 岁，有高血压史 30 年，在进行家务活动时，突觉头晕，随即倒地，急送医院检查，患者呈昏迷状态，左侧肢体偏瘫，CT 可见高密度阴影，最可能的诊断为(　　)。

A. 脑梗死　　B. 脑出血　　C. 心源性休克

D. 急性心肌梗死　　E. 肾衰竭

59. 某人贫血、出血及发热，经化验确诊为急性白血病。病人发热是因为(　　)。

A. 出血被吸收　　B. 缺乏成熟白细胞　　C. 红细胞破坏太多

D. 骨髓被破坏　　E. 血小板太少

60. 对心力衰竭病人输液，应严格限制滴速在每分钟(　　)。

A. 20～30 滴　　B. 30～40 滴　　C. 40～50 滴

D. 不超过 60 滴　　E. 不超过 80 滴

61. 患者，男性，58 岁，肝硬化 15 年。昨晚呕血约 500 mL，继而出现嗜睡及扑翼样震颤。为及时消除肠道积血给予灌肠，灌肠液不宜采用(　　)。

A. 食醋加生理盐水　　B. 生理盐水　　C. 肥皂水

D. 清水　　E. 1%新霉素溶液

(62～63 共用题干)

患者，男性，46 岁，反复上腹疼痛，进食后 3～4 h 疼痛明显，进餐后可缓解，夜间有明显的上腹痛，并且排黑便 2 d，以急诊入院。

62. 此时对患者应采取的首要护理措施是(　　)。

A. 立即给予止痛药　　B. 立即输血　　C. 禁食和胃肠减压

D. 立即输液　　E. 安慰并陪伴病人

63. 如果患者经过药物治疗后，突然再次发生疼痛，并且长时间不缓解，疼痛向背部及两侧上腹放射时，常提示(　　)。

A. 消化道大出血　　B. 穿孔　　C. 幽门梗阻

D. 癌变　　E. 感染

64. 患者，男性，36 岁，消化性溃疡病史 3 年。突然出现剧烈腹痛，腹肌紧张呈板状腹。最可能的原因是(　　)。

A. 急性胆囊炎　　B. 肾破裂　　C. 脾破裂

D. 急性胰腺炎　　E. 胃或十二指肠穿孔

65. 患者，男性，27 岁，近 6 个月经常反复出现上腹部疼痛，且多在餐前出现，进食后可缓解。今日 16:15 该患者出现持续剧烈上腹痛，并向背部放射，伴恶心、呕吐，浑身冒冷汗，口服制酸剂后长时间不缓解，于 18:00 送来医院急诊科。则该患者目前最可能的诊断是(　　)。

A. 急性肠胃炎　　B. 胃溃疡急性穿孔　　C. 十二指肠溃疡急性穿孔

D. 胃溃疡出血　　E. 十二指肠溃疡出血

66. 上消化道出血量大于多少时,可使大便隐血试验呈阳性?(　　)

A. 5 mL　　B. 10 mL　　C. 15 mL

D. 20 mL　　E. 60 mL

67. 患者,男性,42 岁,十二指肠溃疡病史 20 多年。餐后突然上腹剧烈刀割样疼痛,查体:急性面容,全腹压痛、反跳痛,肌紧张,上腹板状。初步考虑是(　　)。

A. 急性阑尾炎　　B. 溃疡病急性穿孔　　C. 急性胆囊炎

D. 急性胰腺炎　　E. 胆道蛔虫病

68. 二尖瓣狭窄患者突然出现偏瘫,应考虑(　　)。

A. 脑血栓形成　　B. 脑栓塞　　C. 脑血管痉挛

D. 脑出血　　E. 蛛网膜下腔出血

69. 端坐位为何可减轻左心衰竭的呼吸困难?(　　)

A. 减轻肺淤血　　B. 减轻上腔静脉淤血　　C. 减轻下腔静脉淤血

D. 减轻肠系膜静脉淤血　　E. 减轻门静脉淤血

70. 高血压患者睡眠时突感极度胸闷,气急,大汗淋漓,咳嗽,咯大量粉红色泡沫痰,端坐呼吸,血压 200/110 mmHg,心率 110 次/分。下列哪项护理是错误的?(　　)

A. 安慰患者,稳定情绪　　B. 置患者于两腿下垂坐位　　C. 乙醇湿化吸氧 6~8 L/min

D. 建立静脉通路　　E. 静脉滴注给药宜快速

71. 某人于夜间突然发生呼吸困难而惊醒,坐起后约半小时呼吸困难缓解,如此发作约半月就医,经检查肺无异常,但心尖部有舒张期杂音,应考虑(　　)。

A. 支气管炎　　B. 肺气肿　　C. 支气管哮喘

D. 自发性气胸　　E. 左心衰竭早期

72. 患者,女性,40 岁,有风湿性心脏病,心悸气促已数年,近来症状加重,并伴双下肢水肿,该患者是合并了(　　)。

A. 风湿活动　　B. 肺部感染　　C. 上呼吸道感染

D. 周围循环衰竭　　E. 充血性心力衰竭

73. 患者,女性,40 岁,患慢性风湿性心脏病,除具有原发症状外,突然出现一侧下肢剧痛,动脉搏动消失,局部皮肤苍白、发凉、发绀,应考虑是(　　)。

A. 脑栓塞　　B. 肢体栓塞　　C. 下肢静脉炎

D. 下肢静脉堵塞　　E. 肺栓塞

74. 患者,女性,55 岁,患高血压心脏病 10 年。近半年病人体力活动明显受限,轻微日常活动即可引起呼吸困难、心悸,此病人目前心功能处于(　　)。

A. 代偿期　　B. Ⅰ级　　C. Ⅱ级

D. Ⅲ级　　E. Ⅳ级

75. 患者,男性, 45 岁,高血压病史 10 年,一直间断服降压药维持,血压时高时低,多在 160/100 mmHg。4 h 来，心前区持续疼痛、出冷汗来院急诊，经心电图检查确诊为急性心肌梗死，进行观察，半小时后患者出现呼吸困难，两肺布满湿啰音，心率 110 次/分，节律整齐，主管护士首先考虑病人病情变化是(　　)。

A. 急性左心衰竭　B. 肺部感染　C. 心肌梗死再次发作

D. 严重心肌缺血、缺氧　E. 肺栓塞

76. 某心力衰竭病人给洋地黄后，出现心率小于 60 次/分，此时护士应该注意(　　)。

A. 心力衰竭好转　B. 心律恢复正常　C. 洋地黄中毒

D. 心率正常　E. 血钠过高

77. 对高血压脑出血病人急性期处理的最重要的环节是(　　)。

A. 用镇静药，防止癫痫发作　B. 用抗生素，防止继发感染

C. 立即使血压下降至正常以下，防止再出血

D. 立即使用止血药　E. 抗水肿，降低颅内压

78. 左心室后负荷增加的主要因素是(　　)。

A. 血容量增加过速　B. 左心室流入道狭窄　C. 体循环动脉高压

D. 慢性肺气肿　E. 主动脉反流

79. 某慢性风湿性心脏病人近日自觉心悸。摸脉时感到脉搏极不规律，不但时快时慢，且时强时弱，但当时未能做心电图。可考虑(　　)。

A. 水冲脉　B. 奇脉　C. 期前收缩

D. 心室颤动　E. 心房颤动

(80～82 共用题干)

患者，男性，56 岁，经常头晕头痛，查体：血压 183/107 mmHg，诊为原发性高血压，此次突然发生剧烈头痛，伴喷射性呕吐。

80. 应考虑(　　)。

A. 急性胃炎　B. 高血压危象　C. 急性胰腺炎

D. 高血压脑病　E. 急性胆绞痛

81. 本病最重要的处理是(　　)。

A. 降低血压　B. 给镇痛药　C. 给镇吐药

D. 给镇静药　E. 降低颅内压

82. 发生头痛、呕吐的原因是(　　)。

A. 脑小动脉持久严重痉挛　B. 胃黏膜急性痉挛　C. 食管受严重胃酸刺激

D. 胆囊炎症引起胃炎　E. 十二指肠痉挛

83. 呼吸衰竭最早出现的症状是(　　)。

A. 呼吸困难　B. 发绀　C. 精神症状

D. 心血管系统症状　E. 消化系统症状

84. 慢性肺源性心脏病的症状加重主要由于(　　)。

A. 呼吸道感染　　B. 过度劳累　　C. 摄入钠盐过多

D. 心律失常　　E. 停用洋地黄类制剂

85. 慢性支气管炎最突出的症状是(　　)。

A. 长期反复咳嗽　　B. 经常咳痰　　C. 时有喘息

D. 反复发热　　E. 少量咯血

86. 支气管哮喘的临床表现,下列哪项是错误的?(　　)

A. 呼气性呼吸困难　　B. 两肺满布哮鸣音　　C. 心浊音界缩小

D. 三凹征　　E. 发绀

87. 对呼吸衰竭患者采用低流量、低浓度持续吸氧的目的是(　　)。

A. 保持缺氧对呼吸中枢的刺激作用

B. 保持缺氧对颈动脉窦、主动脉体化学感受器的刺激作用

C. 保持 CO_2 对呼吸中枢的刺激作用

D. 保持 CO_2 对颈动脉窦、主动脉体化学感受器的刺激作用

E. 保持缺氧及 CO_2 对呼吸中枢的刺激作用

88. 某患者哮喘持续状态。患者极度呼吸困难,若出现下列哪种情况时,提示病情最为严重?(　　)

A. 张口呼吸,大汗淋漓　　B. 剧咳,发绀　　C. 四肢厥冷,很痛苦

D. 肺部听诊哮鸣音减弱或消失　　E. 两肺满布哮鸣音

89. 青年女性患者淋雨受凉后突发寒战、高热、胸痛、咳嗽、气急、咳铁锈色痰,体检左下肺有实变体征及湿啰音,治疗用药应首选(　　)。

A. 安乃近　　B. 地塞米松　　C. 青霉素

D. 棕色合剂　　E. 氨茶碱

90. 下列哪项提示肺炎链球菌肺炎患者病情严重?(　　)

A. 症状、体征较为典型

B. 白细胞明显增多,中性粒细胞比例增高

C. 白细胞总数不高甚至降低,但中性粒细胞比例增高,核左移

D. 痰涂片或培养见肺炎链球菌

E. X 射线检查见病变部呈大片均匀、致密阴影

(91～93 共用题干)

患者,女性,78 岁,慢性咳嗽咳痰 20 多年,近 5 年来活动后气急,1 周前感冒后痰多,气急加剧,近 2 d 嗜睡。化验:白细胞 18.6×10^9/L,中性粒细胞 90%,动脉血 pH7.29,$PaCO_2$ 80 mmHg,PaO_2 48 mmHg。

91. 该病人最可能的诊断为(　　)。

A. Ⅰ型呼吸衰竭　　B. Ⅱ型呼吸衰竭　　C. 呼吸窘迫综合征

D. 支气管哮喘急性发作　E. 脑血管意外

92. 如病人出现头痛、头胀、神志恍惚、躁狂等，应考虑(　　)。

A. 呼吸性酸中毒　B. 肺性脑病　C. 窒息先兆

D. 休克早期　E. 脑疝出现

93. 若经药物治疗无效，患者自主呼吸停止，应立即给予(　　)。

A. 气管切开＋机械通气　B. 清理呼吸道　C. 气管插管＋机械通气

D. 高浓度吸氧　E. 体外心脏按压

94. 对肝性脑病烦躁不安的病人，可选用以下哪种药物？(　　)

A. 地西泮　B. 水合氯醛　C. 吗啡

D. 硫苯妥钠　E. 以上都不是

95. 肝性脑病患者每日总热量保证在 6 700 kJ 左右，糖类保持在 300 g 左右，其主要意义是(　　)。

A. 降低血氨　B. 改善脑功能　C. 保证热量供应

D. 促使氨释放　E. 帮助肝细胞修复

96. 患者，男性，40 岁，患十二指肠溃疡 5 年。近 2 d 来，每日排黑便 1 次，量约 50 g，最佳处理为(　　)。

A. 输液、冰盐水洗胃、口服制酸剂　B. 立即输血

C. 手术治疗　D. 软食、输血、注射酚磺乙胺(止血敏)

E. 流质饮食，静脉滴注雷尼替丁、输液

97. 某患者，急性胰腺炎，皮下注射阿托品，其目的是(　　)。

A. 解除平滑肌痉挛，缓解痉挛性疼痛

B. 抑制腺体分泌，做手术前麻醉给药

C. 缓解小血管痉挛，保证胰腺血供

D. 抑制迷走神经兴奋，缓解疼痛

E. 兴奋 M 受体，抑制膜液、胃液分泌

98. 患者，男性，64 岁，8 年前胃肠钡餐造影检查发现胃小弯溃疡，上腹部节律性疼痛时好时坏。近来中上腹有饱胀感，粪便隐血试验多次阳性，有贫血体征。在家庭随访时首先应指导患者(　　)。

A. 继续用药　B. 注意饮食卫生　C. 劳逸结合

D. 戒除烟酒　E. 立即就医

99. 某患者向护士询问慢性胃炎的预防方法，护士的叙述哪项不妥？(　　)

A. 有规律地进食　B. 注意饮食卫生　C. 常规应用抗生素

D. 指导自我护理　E. 定期胃镜复查

100. 患者，男性，58 岁，有肝硬化病史，突然出现神志恍惚，情绪低沉，口齿不清，嗜睡，护士应警惕病人可能出现了(　　)。

A. 肺性脑病　　B. 肝性脑病　　C. 呼吸衰竭

D. 肝癌　　E. 急性胰腺炎

101. 患者，男性，41岁，于饱餐饮酒后突然出现中上腹持久剧烈疼痛，伴有反复恶心，呕吐出胆汁。查体：上腹压痛，腹壁轻度紧张，血清淀粉酶明显增高，诊断为急性胰腺炎。经治疗后，腹痛呕吐基本缓解，患者的饮食宜给予(　　)。

A. 高脂、高糖　　B. 高脂、低糖　　C. 低脂、高糖

D. 低脂、高蛋白　　E. 低脂、低糖

102. 消化性溃疡黏膜损伤主要与(　　)有关。

A. 前列腺素　　B. 幽门螺杆菌　　C. 表皮生长因子

D. 情绪应激　　E. 药物刺激

103. 某肝硬化病人除有腹腔积液、腹壁静脉曲张及谷丙转氨酶升高外，于面颊及颈部发现蜘蛛痣数个，双手大小鱼际均呈猩红色，这主要是因为(　　)。

A. 雌激素过多　　B. 醛固酮过多　　C. 生长激素过多

D. 雄激素过多　　E. 甲状腺激素过多

104. 某农民患慢性肾炎，文盲。血压正常，全身明显水肿，尿蛋白(＋＋＋＋)，血肌酐正常，血浆白蛋白20 g/L，住院1个月后症状消失而出院，健康教育中不妥的是(　　)。

A. 预防呼吸道感染　　B. 遵医嘱坚持服药　　C. 加强锻炼提高抵抗力

D. 禁烟酒　　E. 不可下地干活

(105～107共用题干)

患者，男性，31岁，发现全身水肿及大量蛋白尿，血压正常，心肺无异常，就医。

105. 如果尿蛋白量达到3.5 g/d时应诊为(　　)。

A. 急性肾炎　　B. 慢性肾炎　　C. 原发性肾病综合征

D. 急性肾盂肾炎　　E. 直立性蛋白尿

106. 本病高度水肿的原因是(　　)。

A. 胶体渗透压降低　　B. 储水过多　　C. 摄盐过多

D. 肾小管重吸收过多　　E. 输尿管结石

107. 本病血中何种物质增多？(　　)

A. 葡萄糖　　B. 血脂　　C. 尿酸

D. 胆红素　　E. 高密度脂蛋白

108. 急性肾衰竭少尿期病人的饮食要求为(　　)。

A. 高蛋白、高糖、多维生素　　B. 高脂、高糖、高蛋白

C. 低蛋白、高脂、低维生素　　D. 低蛋白、低糖、多维生素

E. 低蛋白、高糖、多维生素

109. 某慢性肾小球肾炎病人，肉眼可见血尿，血压195/105 mmHg (26.2/14 kPa)，下列哪项处理对该病人不适用？(　　)

A. 氢氯噻嗪利尿　B. 硝苯地平降压　C. 限制钠盐
D. 卧床休息　E. 糖皮质激素治疗

110. 某人因多渴、多食、多尿及体重下降，而查尿糖(＋)，进一步查空腹血糖小于7.8 mmol/L，再进一步查餐后2 h血糖小于11.1 mmol/L，此时可诊为(　　)。

A. 一过性血糖高　B. 1型糖尿病　C. 2型糖尿病
D. 糖耐量异常　E. 非糖尿病

111. 某糖尿病人患病已多年，但“三多一少”表现不明显，且年龄已达76岁，常尿糖(一)，病人已口服拜糖平(阿卡波糖)，不知近1～2周控糖效果如何，以下哪项化验可供信息？(　　)

A. 晨尿糖　B. 即时血糖　C. 空腹血糖
D. 餐后2 h血糖　E. 糖化血红蛋白

112. 甲状腺功能亢进病人消化系统症状的特征是(　　)。

A. 排便次数多　B. 大便呈糊状　C. 大便含不消化食物
D. 易饥、多食、体重锐减　E. 肠鸣音亢进

113. 患者，男性，57岁，重症糖尿病，为预防并发酮症酸中毒，护士在做口腔护理时应密切观察(　　)。

A. 口唇是否干裂　B. 呼出气体是否有肝臭
C. 呼出气体是否有烂苹果味　D. 呼出气体是否有大蒜味
E. 舌苔变化情况

114. 患者，男性，20岁。突然发病，意识丧失，全身肌肉抽搐，口吐白沫并伴尿失禁。应首先考虑(　　)。

A. 癔症　B. 脑出血　C. 脑血栓形成
D. 癫痫大发作　E. 药物中毒

115. 某再生障碍性贫血病人，正接受丙酸睾酮治疗。用药指导正确的是(　　)。

A. 该药吸收快，需要深部肌内注射　B. 如用药1个月见效，即可停药
C. 副作用小，可适当加大用量　D. 长期用药不损害肝功能
E. 需经常更换注射部位以防注射处发生硬结

116. 某急性再生障碍性贫血病人突然出现头痛、呕吐、视物模糊，采用下列对症护理措施，哪项不正确？(　　)

A. 病人平卧位　B. 吸氧　C. 头部置热毛巾
D. 保持呼吸道畅通　E. 按医嘱用药

117. 患者，女性，30岁，四肢皮肤反复出现紫癜1年多，血小板明显减少，红细胞和白细胞数值基本正常。应考虑为(　　)。

A. 白血病　B. 弥散性血管内凝血　C. 贫血
D. 特发性血小板减少性紫癜　E. 再生障碍性贫血

118. 患者,30 岁,患浸润性肺结核 2 年,给链霉素 0.5 g 肌内注射,每天 2 次,口服异烟肼、利福平治疗半年,近来自诉耳鸣,听力下降,可能是(　　)。

A. 肺结核临床症状　B. 链霉素对听神经损害　C. 异烟肼对听神经损害

D. 利福平对听神经损害　E. 异烟肼对周围神经损害

(119～120 共用题干)

患者,女性,27 岁,近 2 个月来轻度咳嗽,咳白色黏痰,痰中带血,午后低热,面颊潮红,疲乏无力,常有心悸、盗汗,较前消瘦。经 X 射线检查,发现右上肺有云雾状淡薄阴影,结核菌素试验注射 2 IU,硬结直径 1 cm。

119. 该患者最可能的诊断为(　　)。

A. 慢性支气管炎　B. 支气管扩张症　C. 肺心病

D. 支气管哮喘　E. 肺结核

120. 病人认为自己年轻身体基础好,只要用药 1～2 个月就可以完全恢复,护士对此应提出的护理诊断是(　　)。

A. 活动无耐力　B. 体温过高　C. 有感染的危险

D. 知识缺乏　E. 有窒息的危险

121. 切断肺结核传播途径最关键的措施是(　　)。

A. 每年进行胸部 X 射线普查

B. 对结核菌素试验阳性且与病人密切接触的家属给予药物预防

C. 加强卫生宣教

D. 早期发现、彻底治疗肺结核病人

E. 接种卡介苗

122. 某患者,关节炎固定于掌指关节且两侧对称,活动后症状反而减轻应考虑(　　)。

A. 退化性关节炎　B. 痛风　C. 风湿性关节炎

D. 类风湿关节炎　E. 系统性红斑狼疮

123. 某女性病人因发热、各关节痛、面部有蝶形红斑及血中抗 Sm 抗体(+),确诊为 SLE,医嘱不能食用含有补骨脂素的芹菜、香菜、无花果,何故?(　　)

A. 可增强雌激素作用　B. 可损害肾小球　C. 可加重表皮细胞损害

D. 增强对紫外线敏感　E. 可加重关节滑膜炎

124. 列入乙类传染病,但按甲类传染病管理的是(　　)。

A. 高致病性禽流感　B. 血吸虫病　C. 肺结核

D. 百日咳　E. 疟疾

125. 常用呋塞米利尿剂作为降压药,其作用原理是(　　)。

A. 抑制钠、水重吸收,减少血容量,降低心排血量

B. 减慢心率、降低心排血量,抑制肾素释放

C. 阻止钙离子进入心肌细胞及血管壁平滑肌细胞，使心肌收缩力降低，外周血管扩张

D. 抑制血管紧张素Ⅱ生成

E. 选择性阻滞 α_1 受体而扩张外周血管

126. 呼吸衰竭的治疗主要在于(　　)。

A. 治疗原发病　　B. 祛除诱因　　C. 支持疗法

D. 纠正缺氧和 CO_2 潴留　　E. 纠正酸碱平衡失调

127. 交替脉见于(　　)。

A. 心房颤动　　B. 肺动脉高压　　C. 高血压

D. 左心衰竭　　E. 右心衰竭

128. 服用洋地黄后，病人将白墙看成黄墙，何故？(　　)

A. 心力衰竭好转征象　　B. 血钠过高　　C. 血钾过低

D. 血镁过低　　E. 洋地黄中毒

129. 听诊肺部有湿啰音提示支气管(　　)。

A. 有干痰　　B. 有肿块　　C. 有狭窄

D. 有异物　　E. 有稀分泌物

130. 正常心尖冲动范围直径是(　　)。

A. 0.5～0.9 cm　　B. 1～1.4 cm　　C. 1.5 ～ 1.9 cm

D. 2～2.5 cm　　E. 2.6～3 cm

131. 心力衰竭病人应用下列哪种药物时，最需密切观察血压变化？(　　)

A. 利多卡因　　B. 奎尼丁　　C. 洋地黄

D. 多巴酚丁胺　　E. 哌唑嗪

132. 我国规定管理的传染病分为(　　)。

A. 甲类 1 种、乙类 23 种、丙类 11 种　　B. 甲类 2 种、乙类 24 种、丙类 9 种

C. 甲类 3 种、乙类 28 种、丙类 9 种　　D. 甲类 3 种、乙类 24 种、丙类 9 种

E. 甲类 2 种、乙类 26 种、丙类 11 种

133. 肝硬化腹腔积液患者每日进水量限制在(　　)。

A. 2 000 mL　　B. 1 500 mL　　C. 1 000 mL

D. 500 mL　　E. 300 mL

134. 下列哪一抗结核药物属于全杀菌药？(　　)

A. 链霉素　　B. 异烟肼　　C. 对氨基水杨酸

D. 乙胺丁醇　　E. 吡嗪酰胺

135. 患者，女性，30 岁，高热，腹泻，诊断为细菌性痢疾，应对其实施(　　)。

A. 严密隔离　　B. 消化道隔离　　C. 昆虫隔离

D. 接触隔离　　E. 保护性隔离

136. 患者,女性,56岁,糖尿病,同时患肺炎链球菌肺炎,住院治疗。医嘱:胰岛素8U饭前30 min皮下注射;青霉素800万U静脉滴注,每日1次(用5日);喷托维林(咳必清)25 mg口服,每日3次。实习护士准备执行注射胰岛素医嘱,需带教老师纠正的操作是(　　)。

A. 于饭前30 min注射　　B. 选用2 mL注射器

C. 注射部位选择上臂三角肌下缘　　D. 常规消毒注射处皮肤

E. 针头与皮肤呈40°(角)进针

137. 患者,女性,70岁,患肺心病入院。患者因年迈听力下降,护士的沟通方法不妥的是(　　)。

A. 让患者看见护士的脸部和口型　　B. 用手势和表情加强信息的传递

C. 让患者用点头或摇头来回答问题　　D. 适当采用抚摸加强沟通效果

E. 交流时给患者充分的时间

138. 患者,女性,40岁,流行性感冒,发热39.5 ℃,遵医嘱口服对乙酰氨基酚(扑热息痛)。正确的用药指导是(　　)。

A. 保暖　　B. 多饮水　　C. 药物研碎服用

D. 加强体育锻炼　　E. 睡前服药

139. 患者,女性,37岁,医嘱行^{131}I甲状腺功能测定检查前,病人应禁食含碘食物(　　)。

A. 3 d　　B. 4～6 d　　C. 7 d

D. 2周　　E. 4周

140. 患者,男性,40岁,患十二指肠溃疡,近3 d来每天排成形黑便1次,选择静脉输液、冰盐水洗胃治疗方案。输液速度宜慢的药物是(　　)。

A. 5%葡萄糖溶液　　B. 复方氯化钠　　C. 0.9%氯化钠

D. 中分子右旋糖酐　　E. 10%氯化钾

参考答案

1. D 2. B 3. C 4. B 5. D 6. B 7. C 8. D 9. D 10. B 11. C 12. D 13. E
14. A 15. D 16. B 17. A 18. B 19. C 20. D 21. A 22. B 23. C 24. B 25. B
26. B 27. A 28. A 29. D 30. D 31. D 32. D 33. E 34. C 35. C 36. B 37. D
38. A 39. E 40. D 41. D 42. C 43. C 44. B 45. D 46. D 47. C 48. B 49. D
50. E 51. D 52. D 53. E 54. C 55. D 56. A 57. D 58. B 59. B 60. A 61. C
62. C 63. B 64. E 65. C 66. A 67. B 68. B 69. A 70. E 71. E 72. E 73. B
74. D 75. A 76. C 77. E 78. C 79. E 80. D 81. E 82. A 83. A 84. A 85. A
86. D 87. B 88. D 89. C 90. C 91. B 92. B 93. C 94. A 95. C 96. E 97. A
98. E 99. C 100. B 101. E 102. B 103. A 104. E 105. C 106. A 107. B
108. E 109. E 110. D 111. E 112. D 113. C 114. D 115. E 116. C 117. D
118. B 119. E 120. D 121. D 122. D 123. D 124. A 125. A 126. D 127. D
128. E 129. E 130. D 131. E 132. E 133. C 134. B 135. B 136. B 137. C
138. B 139. D 140. E